看護師のための

精神科での
コミュニケーション
とケア

畠山卓也［編著］

ナツメ社

執筆者一覧

○ **編集**

畠山　卓也　駒沢女子大学・専任講師／精神看護専門看護師

○ **執筆**（五十音順）

池内（槇本）香　土佐病院／精神看護専門看護師

岡　京子　駒沢女子大学・助教／精神看護専門看護師

小倉　圭介　井之頭病院・看護副師長／精神看護専門看護師

関川　薫　井之頭病院／精神看護専門看護師

茅根　寛子　井之頭病院・看護科長／精神看護専門看護師

畠山　卓也　駒沢女子大学・専任講師／精神看護専門看護師

松尾真規子　駒沢女子大学・専任講師／公認心理師

渡辺　純一　井之頭病院・看護科長／精神看護専門看護師

はじめに

　本書は、精神科看護の初任者や初任者教育に携わる人をはじめ、精神疾患をもつ人とのコミュニケーションについて関心をもつ看護援助者のために執筆いたしました。

　第Ⅰ章　精神疾患をもつ人とのコミュニケーションは、精神疾患をもつ人が症状によってどのような影響を受けているのかについて確認し、物事の認知の仕方やこころの動きを踏まえて、どのように関係づくりをしていくのかを説明しています。そして、コミュニケーションの基本に立ち返り、患者さんとわかり合えるように関係を作っていくことの大切さについて確認しました。

　次に、**第Ⅱ章　対人的なプロセスとしての看護ケア**では、対人関係についての看護論や異和感の対自化、対人関係における心理的距離について触れ、患者さんの話（ストーリー）をどう理解するのかについて一考できるよう整理しています。

　そして、**第Ⅲ章　精神状態と精神疾患**は、主要な精神状態と精神疾患について再確認したい内容を示しました。**第Ⅳ章　精神状態に応じたコミュニケーションと看護ケア**と**第Ⅴ章　特定の症状や疾患に応じたコミュニケーションと看護ケア**では、第Ⅰ章から第Ⅲ章までの内容を踏まえ、主要な精神状態や、強迫観念、摂食障害など個別に配慮の必要な症状や疾患に対するコミュニケーションの方法と看護ケアについて取り上げ、具体的なかかわりのポイントを挙げました。

　一見すると難しく感じるかかわりも、ポイントを押さえ、意識的に患者さんとの関係性を大切にすることで、かかわることに興味や楽しみをもつことができるようになるものです。本書が読者の皆様のお役に立てることを祈っております。

2021年4月

著者を代表して

畠山卓也

目次

第 Ⅳ 章　精神状態に応じたコミュニケーションと看護ケア　　83

第 Ⅴ 章　特定の症状や疾患に応じたコミュニケーションと看護ケア　157

第 I 章

精神疾患を
もつ人との
コミュニケーション

1 関係づくり×日常性の 回復を焦点に

精神疾患をもつ人は、コミュニケーション上の課題をもちながら生活していることが少なくありません。幻覚や妄想のある統合失調症の患者さんだけではなく、うつ病やパーソナリティ障害、認知症の患者さんも、コミュニケーションがうまくいかないことによって病状に影響することがあります。

それはなぜでしょうか。少なくとも、そこには、①症状による影響、②ものごとの認知の仕方、③こころの動きが、密接にかかわっています。

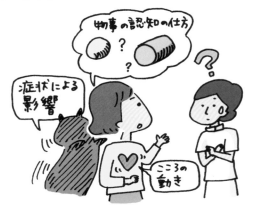

コミュニケーション上の課題が生じる原因
① 症状による影響
② ものごとの認知の仕方
③ こころの動き

 ## 症状による影響

幻覚を伴う患者さんの場合、他の人には見えないものが自分には見えてしまうことを体験しています。これを幻覚だとわかっている患者さんの場合は、その人なりの対処方法（好きな音楽を聴いて気をまぎらわす、少し寝てみる、屯用薬を服用してみるなど）でやり過ごしたり、「今日はこんなのが見えて怖かったんだよ〜」と他者と気持ちをかわしたりすることができます。

しかし、これを幻覚だと受け止められていない患者さんの場合は話が違います。目の前に幽霊が100体もいたらどんなに恐ろしいことでしょうか。自分には100体の幽霊が迫ってきていて、それから逃れるために必死になっているのに、誰に話しても「そんなことあり得ないでしょ？？」と返されることの失望感。自分はこのまま幽霊に取りつかれて、どうにかなってしまうと本当に切羽つまってしまうでしょう。

特に家族や親友から、自分の目の前で起こっていることを否定されると、強い怒りや

悲しみを生み出し、それが近親者とのコミュニケーションに大きな影を落とすこともあります。自分の体験していることが誰にも理解されない、どんなに伝えようとしてもそれがかなわないことの恐れが、患者さんを追いつめてしまい、攻撃的な反応として示されることもあります。

ものごとの認知の仕方

うつの患者さんの場合、他者からみれば「えっ？そんなこと？」というようなことでとても苦しい思いをしていることがあります。例えば、上司や同僚がオーバーワークを気にかけて、患者さんの仕事を分担すると「自分ではダメだったんだ」とひどく落胆します。「手一杯だったから助かった…」とは思えないのです。

これにはその人のものごとに対するとらえ方（認知）が影響しています。「自分にはこれだけできて当たり前」「これだけできなければ仕事をやったとは言えない…」、もっと突きつめて、「これだけやらないと周りは自分が仕事をしていると認めてくれない…」のように、とても苦しい状況のなかを必死にもがきながら日々進んでいるのです。

だからこそ、はげましやいたわりのつもりでかけられた「そんなにがんばらなくても大丈夫ですよ」は、まるで自分にとって悪魔が発した言葉のように「どうせできないん

うつの患者さんのものごとのとらえ方

でしょ！？」という意味に受け取ってしまうのです。このようなゆがんだやりとりが続くことで、病状がどんどん悪くなってしまうのです。

⬤ こころの動き

　こころは実体がなく、可視化することはできません。しかし、実体がないにもかかわらず「こころの動き」は重視されています。
　こころは実体のないものですが、確かに私たちの生活に影響を与えています。失恋す

過剰な期待だとわかっているけれど……

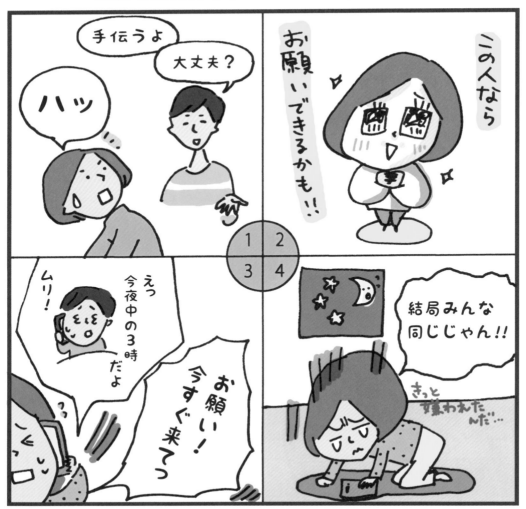

ると食欲が落ちたり、眠れなくなったりすることはないでしょうか。何をするのも億劫^{おっくう}になり、引きこもってしまいたいと思うことはないでしょうか。これは、私たちのこころの動きが生活に表れているのです。

　パーソナリティ障害の患者さんの場合、彼らのこころの動きを表す一つの症状として「見捨てられ不安」というものがあります。これはかなり厄介^{やっかい}なもので、彼らはとても苦しいこころの闘いを体験しています。彼らは不合理だと思いながらも、「0か100かの世界に生きる」ことからなかなか抜け出せません。自分の前に自分の欲求を満たしてくれる親切な人が現れるくらいなら、いっそいない方がいいと思ってしまうことさえあるのです。

　しかし、自分の欲求を満たしてくれそうな人が一度自分の前に現れると、ゼロ思考はどこかに飛んでいってしまい、この人は私のすべてを受け入れてくれる人かもしれないという相手に対する過剰な期待が強くなります。いつの間にか、「この人のことが好き」から「自分の期待に応えてくれる人なのかどうか」に執着してしまい、相手から思った反応が引き出されないと落胆したり、攻撃性を示したりし、ひいては双方ともに疲れ切って、関係性が破綻してしまうことさえあるのです。

　精神看護は、単にこころのケアをすることではありません。また、精神疾患をもつ人にかぎってケアを行うことでもありません。こころの動きによってもたらされる生活の変化や健康への影響を考慮し、その人らしい健康的な生活を営むことができるように働きかけることを精神看護といいます。こころには実体がありませんが、こころの不調によってもたらされる身体への影響（生活）には働きかけることが可能なわけです。症状や認知、関係性の問題に直接踏み込んだやりとりをするのは、精神科医や心理職の役割です。看護者の役割は、気分の浮き沈みや感情の変化によってもたらされる生活の変化に焦点を当ててかかわりをもつことで、患者さんとの援助関係を築いていくことが重要です。患者さんのコミュニケーション上の課題（特徴）を考慮しながらも、患者さんの生活や日常性の回復に力を注ぎ、働きかけましょう。

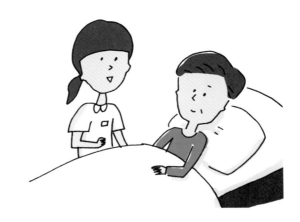

2 簡単なようで難しい コミュニケーション

　コミュニケーションは看護にとって不可欠です。しかし、実際には、患者さんの症状、ものごとの認知の仕方やこころの動きなどの特性を考慮することが必要で、決して簡単ではありません。よいコミュニケーションは、患者さんの特性を見極めてコミュニケーションの基本原則を用いることでもたらされます。

 ## 関係性の障害としての精神疾患

　精神疾患は、その症状による苦痛に加え、症状の影響で対人関係を築くことが難しくなり、その結果孤立を招きます。また、発病後の未治療の期間が長いと、その影響は大きくなりやすいという特徴があります。

　例えば、高校在学中に発病したと推察される40代のある患者さんは、20数年もの間自宅に引きこもっていました。家族とのコミュニケーションも断片的で、入院時は精神症状に支配され、ほとんど会話が成り立ちませんでした。筆者たちは、ねばり強く、けれども脅（おど）かさないように少しずつ距離を縮めながら、日常的なやりとりを通してかかわりました。患者さんは安心できるようになるまで、部屋からも出てこられず、筆者たちのかかわりを避けていました。しかし、そのうちに自分のして欲しいことを言えるようになり、いつしか共通の目標をもって療養生活を送ることができるようになっていきました。

　看護者には、よいコミュニケーションを通して患者さんと対人関係を結び、人間らしさを引き出しながら、回復を支えていくことが求められます。無理に患者さんの世界に入り込んだり、脅かしたりすることは患者さんの回復を妨げることにもなりかねません。逆に、患者さんからの反応を恐れるあまり、距離を置き過ぎてもいい影響は与えないでしょう。患者さんは内服ができるようになると、少しずつ精神症状は安定してきます。看護者はどこまで踏みこんでもよいのかそのタイミングを気にかけながら、患者さんとの間に援助関係（協働関係）を築いていくことが大切なのです。

対人関係の拡がりは回復を後押しする

　対人関係の拡がりは回復を促進します。自分には味方をしてくれる人もなく、何をしたって無駄だと思っている人にとって、誰かが自分を支えてくれるという安心感は、大きな力になるでしょう。

　ある統合失調症の患者さんは、自分の身の回りに起こる悪いこと（現実的な出来事）について、自分のせいでそういうことが起こったと、いつも自分を責めていました。自分には、もう味方をしてくれる人も、支えてくれる人もおらず、いっそ死んだほうがましだと思っており、衝動的に自殺企図を繰り返していました。看護者は、患者さんの思っていることを受け止めながら、ときどき「どうしてそう思ったのだろうか？（根拠）」「それとは異なる考え方はないのだろうか？（反証）」のように現実に即して考えられるように働きかけたり、自分が患者さんに対して抱いている気持ちを伝えたりしながら、かかわりをもつようにしていました。すると、自責的で死ぬことばかり考えていた患者さんは、自分のしたいことや将来の希望について語るようになり、少しずつ前を向いて進んでいくようになりました。退院後も、何かを始めようとするときは、病棟に近況報告に来るようになり、今は自分のしたいことにチャレンジしながら、がんばっています。そして、決まって「あのとき助けてくれたから」と患者さんは言っていました。

　対人関係の拡がりは、連鎖的に起こるものです。また看護者は、患者さんの対人関係の拡がりのきっかけをつくることもできます。患者さんの目標を一緒に考え、協働関係を結ぶことは、患者さんが前に進むことを支える力へと変わっていくでしょう。

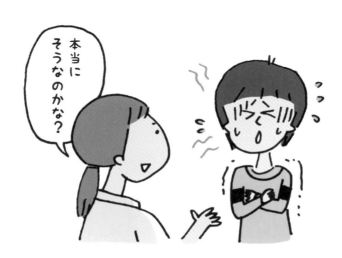

察すること×言葉にすること×気持ちを通わすこと

　私たちは相手のことを思うばかりに、あえて言葉にしたり、確かめたりすることを控えることがあります。これはケアのなかで「察する」という行為に相当するものです。しかし、必ずしも「察する」ことはよいことばかりではありません。わかってもらえているものと思っていた、のように患者さんの勘違いを助長することがあり、看護者と患者さんとの間でボタンのかけ違いが起こることもあります。

　大切なことは、ポイントを押さえて患者さんの思っていることをときどき言葉にし、確認することです。これは、コミュニケーションスキルのなかでは「言い換え」に相当

わからない話もしっかり聞いてみよう

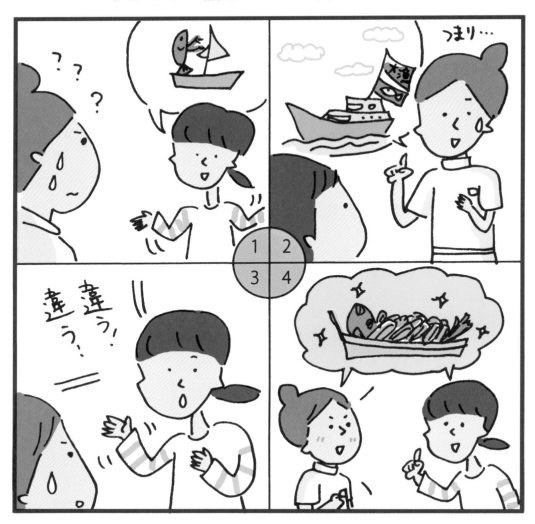

します。私たちの理解が異なる場合は、患者さんは違うと反応を示し、私たちに伝わるよう一生懸命説明し直してくれるでしょう。状況によっては、言っても伝わらないと怒り出してしまうこともあるかもしれません。そんなときは、患者さんの思っていることを正確に知りたいという気持ちを伝えるようにしてみると、意外とうまくいくものです。

　大切なことは、思っていることを共有し、そのときに感じたことを伝えながら、わかりあえる関係性を作ることです。患者さんが何かを言わんとしているときは、何かを伝えたいときです。そのタイミングを逃さず、患者さんの思いに耳を傾けることは、関係性を深めていく一つのきっかけになるでしょう。

「わからない」からこそ「わかる」までつきあう

　患者さんの病状があまりにも悪いときは、概して"了解不能"なことを言っているように聞こえるものです。しかし、ここで少し立ち止まってみてください。病状が悪く、話にまとまりがないようでも、しっかりと聞いてみると、意外にも患者さんの言わんとしていることがわかることがあります。私自身も幾度となく、そんな場面に出会うことがありました。

　「そうそうそう…それが言いたかった」のように、患者さんからこんな言葉が聞かれるまで付き合ってみることも大切です。患者さんとの関係づくりが上手な看護者は、翻訳者のように患者さんの思いをくみ取るのが上手な人であることが多いように思います。筆者自身もそんな素敵な先輩のかかわりを目の当たりにしながら、どうしてそれがわかったのか先輩に教えてもらいながら、学んできた一人です。「あの人は何を言っているのかわかんない」とあきらめるのではなく、「あの人はこんな気持ちでいるみたい」とわかるまで付き合ってみましょう。

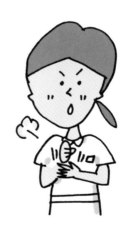

（畠山卓也）

3 関係性による
かかわり方の違い

　精神疾患をもつ人の看護ケアをする際に、"関係性を大切にしよう" というキーワードを目にすることが多くあります。実際に、ある一人の患者さんの支援に際し、それにかかわる看護チームのメンバーの役割は、一人ひとり違うのではないでしょうか。ある看護者は、患者さんの言い分をしっかり聞き、受け止める役割かもしれません。また、ある看護者は、患者さんが一歩前に踏み出そうとするのを後押しする役割かもしれません。役割の分担にあたっては、看護チームは、その患者さんと一人ひとりの看護者との関係性を意識しながら、決定しているのではないでしょうか。

 ## 私と先輩とでは
患者さんの反応が違うのはなぜか

　みなさんも次ページの漫画のような場面に出くわしたことはないでしょうか。先輩と同じことをしているのにもかかわらず、患者さんの反応が違うのです。うまくいったのであればそう悩むこともないのですが、うまくいかなかったときは落ち込んでしまいます。何が問題でそうなってしまったのか、皆目_{かいもく}見当がつかないからです。

　私と先輩とでは患者さんの反応が違うという問題の根底にあるのは、単にスキルの問題だけではありません。受容的に接するとか、傾聴するとかの問題ではないのです。以下の３つのポイントに沿って考えてみましょう。

❶Aさんに対する看護者の関心はどこにあるのでしょうか
　先輩看護者はお母さんの立場から、お母さんの代わりに（代弁するかのように）、Aさんが安心できるようにかかわっていたのかもしれません。一方、若手看護者は、Aさんに安心してもらいたいとは思っていますが、Aさんを落ち着かせることに焦点が当たっていたのではないでしょうか。

　同じセリフを言っていたとしても、お母さんの代弁者として接近するのか、コメンテーターとして接近するのかでは、メッセージの温度差は異なり、Aさんの受け取り方も異なってくるでしょう。

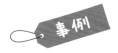事例 同じ対応をしたはずなのに……

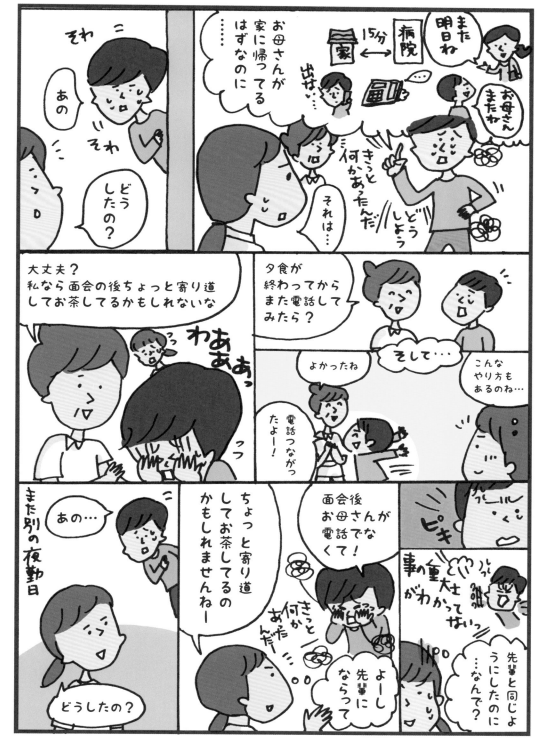

❷ Ａさんは看護者に何を期待していたのでしょうか

では、Ａさんは看護者に何を期待していたのでしょうか。Ａさんはおそらく、どんどん押し寄せてくるマイナス思考の波に飲みこまれてしまい、不安や緊張が高まった状態だったのでしょう。頭の片隅で、それは不合理だとうすうすわかっていたとしても、それをやめることができず、苦しかったのかもしれません。Ａさんは、自分が苦しいことをわかってほしかったでしょうし、マイナス思考を中断できる何かを求めていたのかもしれません。

Ａさんが若手看護者に対して抱いた怒りは、安易に踏みこまれたことに対するものだったのではないでしょうか。看護者に対して患者さんが何を期待しているのかを汲み取ることは大切にしておきたいものです。

❸ そもそも"私"とＡさんの普段の関係はどうだったのでしょうか

Ａさんにとって、先輩看護者は病棟の中でお母さん的な存在でした。Ａさんが何かあると真っ先に相談にいくのは先輩看護者でした。要するに、この場面に至るまでにＡさんと先輩看護者の間では援助関係が形成され、先輩看護者は自分を手助けしてくれる存在として、Ａさんに認識されていたのではないでしょうか。

一方、Ａさんと若手看護者の関係はどうだったでしょう。検温や散歩など日常的なケア場面で触れ合うことはあっても、Ａさんが若手看護者に相談する機会はそう多くはありませんでした。少なくともＡさんにとって先輩看護者ほど頼りになる存在ではなかったのかもしれません。

3つのポイントに沿って考えてみると、"かかわり方"に正解はなく、単純なものではないことが見てとれます。Ａさんにとって、自分とさほど年齢の違わない若手看護者に対しては、「頼りにする」関係よりも、「気持ちをわかってくれる」関係を求めていたのかもしれません。もっと具体的なことを言えば、Ａさんはお母さんが何をしているのかを伝えてほしかったのではなく、お母さんに連絡がつかなくてつらいこと、お母さんを心配している気持ちをともに感じてほしかったのかもしれません。

関係性を深めるためには、お互いに、相手に対してどんな期待を抱いているのか、関心をもっているのかなど、それぞれの思いをすり合わせることが大切です。加えて、ピンチのときほど日ごろから結んできた関係、つくりあげてきた関係は、大きな力になるものです。"私"と先輩とでは患者さんの反応が違うのは、当たり前のことであり、だからこそ関係性を深めていくことが大切なのです。

（畠山卓也）

第Ⅱ章

対人的な
プロセスとしての
看護ケア

1 対人関係を基盤に 看護アプローチをしよう

　看護の専門家としてのコミュニケーションとは、どのようなものでしょう。傾聴ボランティアや、他の対人援助職とは違う、看護者としてのコミュニケーションで意識すべきことはいったい何でしょうか。ここでは、対人関係を基盤とした看護アプローチを論じたペプロウとトラベルビーの理論を紹介しながら、この問いに答えていきたいと思います。

ヒルデガード E. ペプロウ

　ペプロウは、1950年代に著書『人間関係の看護論』[1]を執筆し、アメリカで活躍した看護師です。看護者と患者さんの対人関係に焦点を当てた初めての看護師といわれており、「精神看護の母」とも呼ばれています。ペプロウは、1909年にアメリカ・ペンシルバニア州で生まれていますが、自立して生活するために看護師の道を志し、全寮制の看護学校に進学します。私生活ではシングルマザーとなり、働きながら子どもを女手一つで育てました[2]。

　ペプロウの理論に多大な影響を与えたのは、サリヴァンという精神科医です。彼は、対人関係が人格形成の核になると考え、1940年代当時、まだ抗精神病薬が開発される以前の時代、患者たちは手錠をはめられ、氷電法（ひょうあんぽう）や電気けいれん療法、ロボトミーの対象となっていた時代に、統合失調症に対する心理的介入を開発し、適切な治療がなされれば精神的健康を取り戻すことができると主張していました。「精神医学は対人関係の学である」というのはサリヴァンの有名な言葉です。ペプロウはサリヴァンの講義を週1回聴講し、考えの基盤を形成していきました。

　ペプロウの基礎となる仮説は以下の通りです。

- 病気で看護を受けた経験を通して各人が何を学ぶかは、看護者個人の人となりによって本質的に異なる
- パーソナリティの発達を促し、それを成熟の方向に育てていくのは看護および看護教育の役割である

　ペプロウは、看護者個人の"人となり"、すなわち看護者のパーソナリティを重視したのです。そして、そのパーソナリティを生かして、患者のパーソナリティの発達を促し、成長させることができると述べ、看護に教育的側面があることを主張しました。

　ペプロウの看護論の主要概念は「看護者－患者関係」です。初めはまったく別個の目標と関心をもって出会った患者と看護者が、互いに知り合い、それぞれの先入観を払拭し、理解しあって健康という共通の目標を分かち合います。そして、患者の問題解決に向けて互いに協力するのです。

　ペプロウは、この看護者－患者関係を、【方向づけ】【同一化】【開拓利用】【問題解決】という４つの局面（下表）で表しました。これらの４つの局面は、互いに独立しているのではなく、少しずつ重なり合って進むと考えられています。以下の事例で、一つひとつの局面について見ていきましょう。

看護者—患者関係の４つの局面	概要
方向づけ	患者が自分の問題を認識し、必要な援助を求めることができるように支援していく。看護者は援助者として患者の前に登場することになる[1]。
同一化	患者が看護師に近づき、関係を結ぼうとする。患者は看護者を母親や兄弟姉妹と見立てたりして、自分の中にある感情に直面することになる[1]。
開拓利用	過去に経験した人間関係から、患者は看護者の力を借りながら自分で自分の問題を解決しようとする方向に向かう[1]。
問題解決	患者が自分自身で問題に立ち向かい、新たな目標に向かって進んでいく[1]。

（文献３より）

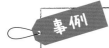
事例

（個人が特定されないように一部事実を改変しています）

　Aさん、40歳、女性。適応障害があり、スーパーでパートタイマーとして働いていましたが、突然の欠勤などが重なり、解雇されてしまいました。Ⅱ型糖尿病も発症しており、以前は受診していましたが、精神科、内科ともに受診が滞りがち。必然的に、内服治療もおろそかになっていました。

　ある日、Aさんは自宅で倒れてしまいました。血糖値がコントロールできていなかったために、糖尿病性昏睡に陥ったのではないかと考えられます。幸い、一人娘の中学生のB子ちゃんが自宅におり、救急車を呼んでくれました。

● 方向づけ

　患者さんと看護者が「未知の人」として出会う時期です。看護者は患者さんにとって「看護者」という援助者にすぎません。同様に看護者にとっても一人の「糖尿病患者」に過ぎないのです。この時期は、互いの"人となり"を知り合い、何が問題で、入院中に何を目指すのか、どうなったら退院できるのか、患者さんが自分の問題を認識するように働きかける時期です。

　Aさんは、救急車で近くの大学病院に運ばれました。治療を受け、意識を回復したときには、ベッドの上でした。なぜ自分がベッドの上にいるのかわかりません。当然、「早く私を家に帰してくれ！」「子どもが一人で家で待ってるんだ！」と一刻も早く家に帰ることを主張します。そこで、看護師がAさんの血糖値がかなり高値になっていたこと、血糖値を下げるだけでなく、今後の生活について考えなくてはならないことを説明します。Aさんはなかなか納得しませんが、一緒についてきていたB子ちゃんが「私はおばさんの家に行くから大丈夫だから」とAさんを諭し、何とか落ち着くことができました。

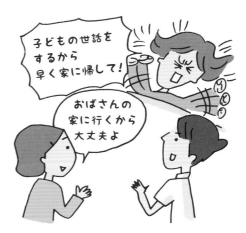

● 同一化

　患者さんが、看護者をどのように活用するかを学ぶ時期です。患者さんは自分のニードに応えてくれそうな看護者を選んで近づき、関係を結ぼうとします。その際、患者さんは看護者を自分の身近な存在の人に見立てて、自分の中にある感情に直面することにもなります。

　Aさんに受けもち看護師Cがつきました。Aさんと同年代の女性です。Aさんは、なぜかC看護師に反発します。C看護師は、一生懸命、糖尿病について教育しようと頑張るのですが、Aさんは真面目に聞かないどころか、強い言葉で言い返してくるため、C看護師は、だんだんAさんの病室に行くのが億劫^{おっくう}になってきました。どうしたらいいだろう、と上司の主任に相談したところ、Aさんのこれまでの成育歴や家族背景から、Aさんを理解するよう助言を受けました。Aさんは二人姉妹であること、姉は結婚し、定職についているが、Aさんはシングルマザーで、病気をもち、職業も不安定であることなどがわかってきました。そしてある日、Aさんの姉の面会の様子からC看護師は、Aさんは自分の姉に対して抱いている感情をC看護師に向けていたのではないかと感じたのです。そしてCさんは対応を変化させることができました（次ページ参照）。

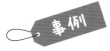 看護者を身近な人に見立てる時期

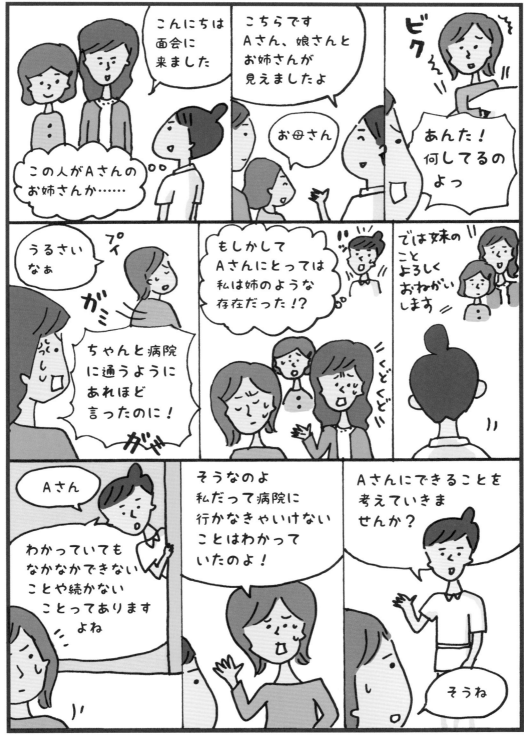

こうやって患者さんと看護者が手を結ぶことになりました。Aさんにとって、苦手とされていた対象と関係を結ぶ、つまり対人関係上の成長の機会にもなるのです。

● 開拓利用

患者さんが利用可能な専門家のサービスを十分に活用し始めようとする時期です。依存と自立のバランスをとることが課題となり、看護者は患者さんの依存を理解しながらも、新しい世界へ患者さんが踏み出せるよう支援することが重要となります。

Aさんは、C看護師を信頼し始め、C看護師の話に耳を傾けるようになりました。体を動かすことは嫌いなAさんでしたが、C看護師と一緒なら散歩にも行くようになりました。しかし、C看護師が勤務でない日は、ベッドから出てきません。次のC看護師の勤務日には、「なんで昨日来てくれなかったのよ」とむくれる始末です。C看護師は、Aさんが退行していると感じました。そして、「一人で運動を頑張るのは大変ですよね。」と理解を示しつつ、退院すれば自分で頑張らないといけないこと、一人でもできることは何かと投げかけました。Aさんは、しばらく考えていましたが、「朝30分の散歩なら」と自分のできる範囲のことを答えました。C看護師は、Aさんが自分で考えたことを称賛し、また無理のない現実的な提案と考え、ぜひそれを続けましょう、とはげましました。その翌日からAさんは朝30分の散歩を続け、生活リズムも整え、自信をつけていきました。

こうして患者さんが看護者の力を借りながら、自分で自分の問題を解決しようとする方向に向かうのがこの時期です。

● 問題解決

この段階は、患者さんが健康上の問題を抱えながらも、対処方法がわかる時期です。患者さんが自分自身で問題に立ち向かい、新たな目標に向かって進んでいきます。ここでいう「問題解決」とは、単に身体的な回復や、医学的な問題解決ではなく、精神面の現象（自立し、自己解決しようとする姿勢）も含めます。ここでの看護者の役割は、患者さんの自立を促進するため、問題解決の方法をともに考えることです。

Aさんはその後、栄養指導やインスリンの自己注射の指導も受け、退院の時期が近づいてきました。C看護師は、在宅での生活をサポートするため、ヘルパーや訪問看護師の利用を勧めましたが、Aさんはどうしても他人を家に入れるのは嫌だと言います。そこで、病棟ではB子ちゃんやAさんの姉にも来てもらい、Aさんも含めて、Aさんの今後の在宅生活を支えるためのミーティングを行いました。そして、料理が苦手なAさんのために、B子ちゃんが手伝うこと、お姉さんがときおり差し入れをすることを申し出てくれました。また、インスリン自己注射に関しては、B子ちゃんもC看護師から概要を教わり、見守ってくれることになりました。Aさんは、もう二度とB子ちゃんに迷惑を

かけないと言って退院していきました。Ｃ看護師に文句を言っていた子どものようなＡさんではなく、Ｂ子ちゃんの母親としてのＡさんの姿を見て、Ｃ看護師は安心して見送りました。

　このように、看護者－患者関係は局面によって、互いの役割が変遷します。初めは互いに未知の人として出会います。そして、多くの患者さんは入院によって退行します。看護者は初めのうちは、母親のような役割で、受けとめることが必要でしょう。しかし、患者さんの身体的な回復が進むにつれ、必要な情報を提供しながら、ときにはカウンセラーの役割を担い、ときにはリーダーシップをとりながら、患者さんを精神的にも自立へと導いていきます。このように患者さんが自分の問題として取り組むことができるように支え、成長を促す教育的な役割が看護者にあるとしたのが、ペプロウの看護理論の特徴です。

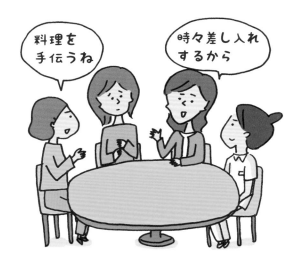

ペプロウが述べた看護者の役割

- 未知の人：患者さんを偏見なく、あるがままに受け入れる
- 無条件的な母親：退行する患者さんを受けとめ、世話をする
- カウンセラー：健康上の問題の相談者となる
- 情報提供者：患者さんが自らの問題や新しい状況を理解するのに役立つ情報を提供する
- 民主的リーダーシップ：看護計画を立てるとき、患者さんの意見を取り入れる
- 代理人：母親や兄弟姉妹のような役割をそのときに応じてとる
- 大人：最終的に大人同士として別れる

◯ ジョイス・トラベルビー

　トラベルビーも、やはりアメリカで、精神看護学の教育者として活躍した人です。ペプロウの影響も受けていますが、何といってもヴィクトール E. フランクルの影響を色濃く受けています。フランクルは、心理学者であり精神科医ですが、ナチス・ドイツの強制収容所に収容され、生還した稀有の体験をもっている人です。そして、その体験を『夜と霧』[3] として執筆し、強制収容所に収容された人の心理過程がどのようなものか、広く世に知らしめました。

　そのフランクルから影響を受けたトラベルビーは、病気や苦難の中に意味を見出すよう援助することが看護者の役割であると、著書『人間対人間の看護』[4] で述べました。

　トラベルビーは、看護とは、「それによって病気や苦難の体験を予防したり、あるいはそれに立ち向かうように、そして必要なときにはいつでも、それらの体験のなかに意味を見出すように、個人や家族、あるいは地域社会を援助することである」と述べました。「予防」や「地域社会」に働きかけることに言及したことも、トラベルビーの特徴で、広い視野をもっていたことがうかがえます。

　トラベルビーは看護者と患者さんの関係を4つの位相でとらえました。

　そして、この4つの位相を乗り越えたとき、看護者と患者さんは「ラポール」という人間対人間の関係に達するとしました。

1　最初の出会いの位相

看護者と患者さんとして出会う時期です。出会った当初は、互いに過去の体験からステレオタイプ化したイメージを持っています。そして、単に「患者」としてではなく、その人の中の人間性に触れたとき、次の段階に進むとしました。

▼

2　同一性の出現の位相

互いに独自な人間として知覚し始める時期です。つながりや、人間関係の結びつきが出現します。

▼

共感の位相

3
その人（患者さん）の内的体験を行動をもとに感じ、共鳴する時期です。トラベルビーが言う「共感」は、関与におぼれることなしに親密さを体験すること、その人（患者さん）の行動の予測ができることとしており、知的な理解であると考えられます。

▼

同感の位相

4
共感からさらに進み、苦悩を和らげたいという衝動や願望を感じる時期です。同感とは、心からその人（患者さん）によくなってもらいたいと強く感じることと言えるでしょう。同感するとき、言語的・非言語的に、「あなたは私にとって大切な人だと伝えている」とトラベルビーは言っています。

トラベルビーは、「患者」という用語は一つのステレオタイプであるといい、患者さんをステレオタイプで見るのではなく、一人の独自性のある人間としてとらえることが重要とし、看護における人間対人間の関係の理論を提唱しました。

最後に、私がトラベルビーの理論に触れるときにいつも思い出す事例を紹介します。

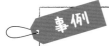
（個人が特定されないように一部事実を改変しています）

　Ｄさん、45歳、女性。知的障害があり、作業所に通っています。とても明るい性格で、友だちがたくさんおり、好きなお酒を友だちと一緒に飲んだり、カラオケに行くことを楽しみにしていました。

　Ｄさんには糖尿病がありましたが、ある日受診した後、担当保健師であるＥに電話をしてきました。「私、人工透析になるんだってー。そうなったらよろしくねー」。いつもの明るい声で言います。Ｅ保健師は少し感情的になりつつも、Ｄさんに、人工透析になれば、週3回病院に通い、一定の時間拘束され、体に大きな負担がかかること、好きなお酒も自由に飲めなくなることなどを具体的に説明しました。そして、まだ人工透析になるとは決まったわけではないことから、できるだけそうならないように、予防のために今できることをやろう、と真剣にＤさんに問いかけました。ＤさんはＥ保健師の勢いに圧倒されたようでしたが、自分にできることを一生懸命考えました。そして、食事は野菜から

食べること、お酒をやめること、ウォーキングすることの3点を自分から提案しました。E保健師はDさんが自分からお酒をやめるとまで言ってくれたことに驚きましたが、Dさんが決めたことを応援する、と伝えました。

　その翌日から、Dさんは毎日ウォーキングを小一時間行い、その後、E保健師に電話をかけるようになりました。「今日も頑張ったよ」と。E保健師も毎日はげましました。Dさんは雨の日も風の日も休まず歩き、E保健師が「こんな日は休んでもいいんじゃない？」と言うほどでした。断酒も続いていました。そして、Dさんは2か月で約10kgもやせたのです。血糖値も正常値に戻り、医師から多少のお酒も飲んでよいと許可ももらえました。

　E保健師の異動が決まったとき、Dさんは、E保健師に「出会えてよかった」と言いました。E保健師もDさんを尊敬し、Dさんの担当になれたことを誇りに思うと伝えました。このとき、DさんとE保健師は、一患者と一保健師という関係を超え、DさんとE保健師、というラポールの関係に到達できたと思うのです。E保健師が、本気でDさんの心配をし、心からよくなってもらいたいと思ったこと（同感の位相）、そのことがDさんに伝わり、Dさんの気持ちも動いたのではないかと思います。

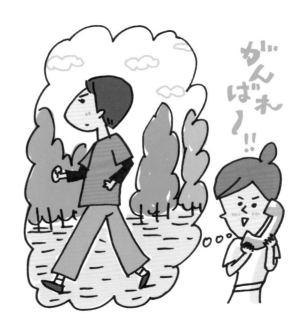

（松尾眞規子）

📖 **参考文献**

1) H. E. ペプロウ，稲田八重子ほか訳．ペプロウ人間関係の看護論．医学書院，1973
2) B. J. キャラウェイ，星野敦子訳．ペプロウの生涯．医学書院，2008
3) 中山洋子．ヒルデガード E. ペプロウ：看護における人間関係の概念枠組，看護理論家の業績と理論評価（筒井真優美編著），p93-107，医学書院，2015
4) V. E. フランクル，霜山徳爾訳．夜と霧．みすず書房，1961
5) J. トラベルビー，長谷川浩ほか訳．人間対人間の看護．医学書院，1974

2 異和感に向き合い率直に表現しよう

　みなさんは「異和感の対自化」や「自己一致」という言葉を聞いたことはありますか。おそらく、あまり聞いたことがないという人の方が多いのではないでしょうか。しかし、対人関係において、「異和感」を覚えたことがない人はいないのではないかと思います。同様に「自己一致」という言葉は知らなくても、自分自身の思ったことを率直に誰かに伝えたという経験も多くの人がしていることと思います。

　人は誰しも、自分の感じたことを率直に表現できるわけではありません。特に、日本人は「察する」ということを美徳とする伝統的な対人関係のもち方を前提としており、「あれ？」や「おや？」を言葉にせずに飲み込んでしまうことも少なくありません。しかしながら、対人関係に困難さを抱える人の中には、自身の態度や言動が相手にどのような印象を与えているのかについて考慮できず、悶々としている人もいます。「なぜ、自分は受け入れられないのか？」「なぜ、自分の周りから人が離れていくのか？」という難題にぶつかり、困惑したまま他者との関係を結ぼうとしては、失敗し続けることもあるのです。

　看護者は、患者さんとの関係のなかに生じる異和感を言語化し、適切にフィードバックし、ともに考えることにより、患者さんの対人関係スキルの向上を図ることができます。それは、患者さんのよりよい生活への第一歩となります。本項では、対人関係において生じた異和感と向き合う「異和感の対自化」という手法と、異和感の解消に向けての「自己一致」をどのように看護に活かしていくかについてお話ししたいと思います。

内なる気づき：異和感の対自化

● 異和感—どことなく曖昧でやや軽めの不快感

　「異和感」とは何でしょうか。他者とのかかわりの中で、相手の反応が自分の期待していたものと違ったとき、人は異和感を覚えます。その場合、その気持ちをすぐに表出し、相手に伝えた場合、多少なりとも異和感は解消されます。しかし、異和感を覚えた対象やその状況によっては、率直に気持ちを伝えられないということもままあります。

期待していた反応と違うと異和感を感じる

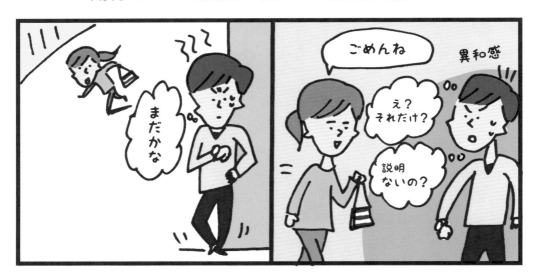

● 自分の気持ちと裏腹な行動を取ってしまう看護者

　特に医療従事者が、患者さんとの関係で異和感を覚えた場合、患者さんの立場になっ
て考えたり、自責的になったりする人も多いのではないでしょうか。例えば、次ページ
の漫画のような事例はどうでしょうか。

　この場面の看護者は、患者であるＡさんの対応にイライラ感や軽い怒りを感じました
が、気持ちは表に出さず、笑顔で謝罪をしました。このように自分の気持ちと裏腹な行
動を取る背景には、看護者にとっての感情ルールが存在するからです。「看護者は常に笑
顔で、優しく親切に」など、理想の看護者としてこうあらねばならないという思い込み
が、看護者にはあります。同時に患者さんもこの理想の看護者像を描きがちです。看護
者のなかには理想と現実の狭間に陥ってしまったとき、ネガティブな気持ちを抱えなが
ら、「患者さんのために」とポジティブな感情をかき立てるように努力する人がいるかも
しれません。これは、表層演技・深層演技といわれ、自分自身の感情に無理をしている
状態であり、解離（無意識のうちにつらい思いをしている自分を切り離すこと）や感情
麻痺（無意識のうちに何も感じないように自分のこころを防御すること）、身体化（心理
的なつらさが頭痛や吐き気のような特定の身体症状で表れること）やバーンアウト（燃
え尽きてしまい、ケアに興味や関心がもてず、非人間的なやりとりしかできなくなって
しまうこと）を引き起こすこともあります。

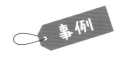

事例 笑顔で対応したけど……

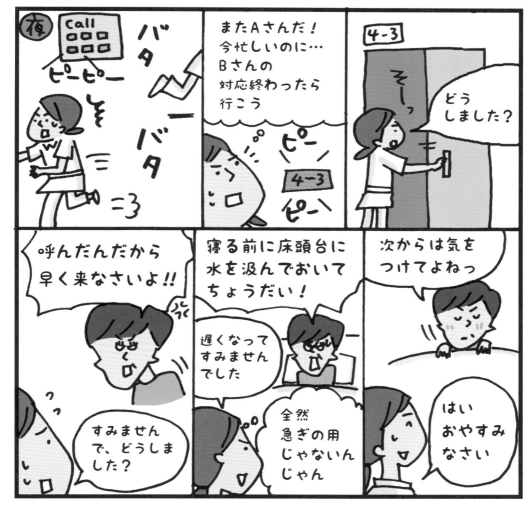

● 異和感の対自化で自分の感情と向き合う

　そこで必要になってくるのは、自分の感情と向き合い、その感情を活用するエモーショナルリテラシーという考え方です。感情を活用する方法の一つとして、宮本が開発した「異和感の対自化」[1]があります。異和感の対自化は、異和感を覚えた特定の場面を取り出し、そこでの感情や自分と相手の状況、二人の関係性などを一つひとつステップを踏みながら丹念に振り返る方法です。ここからは、実際の異和感の対自化を行ってみた以下の例に沿って、どのように自分の感情と向き合っていくかを考えてみましょう。

❶ どのような場面で、誰に、どのような言葉を投げかけられましたか。	夜勤中に患者さんから「今イライラしてつらいから話を聞いてほしい」と言われた。そのときは他の業務も重なり忙しかったので、「ごめんなさい、今はちょっと難しい」と答えたところ、「イライラしてるから、ここで大声出しちゃおうかな」と言われた。
❷ 相手の態度や言動に触れて、心の中にどのような思いが湧いてきましたか。	驚き、不信、怒り、いら立ち、嫌悪、軽蔑<ruby>軽蔑<rt>けいべつ</rt></ruby>、頭に血が上る感じ。
❸ 相手の言葉や態度でしっくりこなかったところを言葉にしてみましょう。	忙しいし、患者さんは一人ではないのだから無理を言わないでほしい。大声を出すと自分のために時間を割いてくれると思っているのだろうか、脅迫されているようで嫌な気持ちになる。こっちは忙しいのに、いい加減にしてほしい。自己中心的すぎる。
❹ 相手はどんな立場から、どんなつもりで、そのように言ったのでしょうか。	とにかく話を聞いてほしいという気持ちが強かったのかもしれない。本人も、なりふり構っていられないくらい切羽<ruby>切羽<rt>せっぱ</rt></ruby>つまっていたのだろうか。
❺ 相手の態度や言動に対する過剰な期待や先入観はなかったでしょうか。	バタバタしている状況を見たら、忙しいということをわかってくれると思っていた。また、今は忙しいと言っているだけで、話を聞かない訳ではないのだから、少しくらい待ってくれると思っていた。
❻ しっくりこないと感じたのも無理はないと思える理由を確認してみましょう。	忙しい状況で、あのような発言があれば、こちらがイラっとするのも仕方ないだろう。しかも、自分の行動を脅迫めいた言動でコントロールされそうになれば、嫌な気持ちになるのも無理はない。また、大人なのだからある程度つらくても自分の気持ちをコントロールしてほしいと思ってしまうのも無理はないだろう。

❼ 相手と自分の共通点や類似点、相違点や対立点を探してみましょう。	相違点：看護者と患者、話を聞く・聞いてもらう立場、忙しい状況と時間に余裕がある状況、大人と子ども（退行）。 類似点：落ち着きたい・落ち着いてほしいと思っている、お互い自分の事情を優先したいと思っていた。お互い相手の行動をコントロールしたいと思っていた。
❽ 振り返ってみて今、何を感じますか？　これからどうしたいですか？	患者・看護者ともに自分の事情を優先するばかりで、お互いに対する配慮が足りなかった。もしかしたら、これまでにも話を聞いてもらえないことが多くて、最終的な手段として脅かすような発言があったのかもしれない。忙しいながらも、少しだけ話を聞いて、状況を把握した上で、後で時間を取ると約束すれば、よかったのかもしれない。

　異和感の対自化には以下の８つのステップがあります。

ステップ❶　異和感と他者の言動との照合

　まずは異和感を覚えた場面について、具体的に想起していきます。大切なのは、どのような言葉、もしくは態度により異和感を覚えたのかを具体的に記述することです。例えば、「患者さんの子どもっぽい、脅迫的な発言に異和感を覚える」といったような曖昧（あいまい）な、全体的な表現ではなく、事例のように具体的な態度や発言を記載します。

ステップ❷　知覚した異和感の内容確認

　ここでは異和感の中身が何なのかを確認していきます。具体的には「怒り」「驚き」「悲しみ」といった感情や「頭に血が上る」「胸がドキドキする」などの身体感覚で表現していきます。ただ、何もないところから、感情語や身体感覚を表現する言葉を見つけ出すのは難しいため、感情や身体感覚を一覧表にして、一つひとつ、あるかないかを検討していく方が効果的です。些細（ささい）な感情も見逃さないようにしましょう。

ステップ❸　相手の言動への批判の徹底

　この段階では、異和感を覚えた相手に対して、批判を徹底して行います。看護者には真面目で優しい人も多いため、異和感を覚えても批判的にならず、自責的になる傾向が

あるように思います。しかし、この段階ではしっかりと自分の異和感と向き合い、その感情を正直に表現することが大切です。ここでは②で見つけた感情語に沿って考えると、割と自分の思っていたことを言葉にしやすいかもしれません。

ステップ④ 相手の正当性や限界の発見

一通り相手に対して批判を行った後、次は相手の立場に立って、なぜそんなことを言ったのかを考えてみます。③で批判した内容を裏返して考えるのも一つの方法です。

ステップ⑤ 異和感を覚えた自分への反省

ここでは、異和感を覚えた自分自身に対して、何か反省する点はなかったのか振り返りを行います。相手に対しての認識不足や自分本位な期待があったのではないかということを明確にしていきます。今回の例では「わかってくれるだろう」「待ってくれるだろう」といった期待が明らかになりました。これは決して悪いことではなく、これまでの生活や経験の中で得られた自分自身の枠組み・とらわれです。このような枠組み自体は、コミュニケーションをスピーディに行うためには有効なものではありますが、その期待は当たり前ではないということに気づく作業になります。

ステップ⑥ 自分の正当性や限界の発見

これまでの振り返りで、相手の気持ちや立場を考え、自分自身のとらわれを振り返ったりと、自己批判的な作業を行ってきました。とはいえ、私たちも人間なので、自分しか見えなかったり、思いこみで行動したりしてしまうことがあります。そういった自分やそうならざるを得なかったような状況について考えていく作業になります。「こう考えちゃったのもしょうがない面はあるよね」という気持ちで③〜⑤を見直し、「あのときの自分にはこれが限界だった」と受け入れていきます。

ステップ⑦ 自他の差異と共通性の明確化

異和感というと、相手と自分の違っている部分だけに注目しがちです。しかし、まったく違っている場合は、むしろ異和感などは生じないものです。ある程度、重なり合う部分があるからこそ、少しの違いが際立ち、異和感を覚えるのです。ここでは、自分と相手の相違点だけでなく、類似点にも注目して考えていきます。最初はなかなか見つけにくいものではありますが、深く考えてみると、共通性が見えてきたりします。今回の例では、お互いに対象となる患者さんのイライラが落ち着いてほしい・落ち着きたいという共通のゴールをもっていたにもかかわらず、自分の事情を優先してほしい・自分の言うとおりにしてほしいといった同じ思いを抱きながら、別のベクトルで動いていたことが異和感につながったことがわかります。

ステップ⑧ 異和感の解消と新たな関心の発生

　これまで振り返ってみて、異和感はどのように変化したでしょうか。異和感の対自化をすることで、異和感が軽くなることが多いでしょう。そして、「この場面について、もう一度患者さんと話してみてもいいかもしれない」「次に似たような場面が来た場合、こんな風にしてみたらどうだろうか？」など、異和感から解放され、次の行動を考えられるようになっているかもしれません。

　その一方で、異和感の対自化を経ても異和感が解消されなかったり、ますます欲求不満が募ったり、ということもなくはありません。そういうときは、自分の気持ちを伝えたかったのに伝えられなかった場合や、明確なビジョンが得られなかった場合などがあります。ここで、ポイントとなるのが、「自己一致」という概念です。

⬤ 自己一致はなぜ必要なのか

　自己一致とは、自分自身の感じていることや気づいていることと、クライエントに向かって表現されていることが矛盾せず一致している状態を指します。

⬤ 自己一致で患者理解をより深めよう

　自己一致をもう少しくだけた言い方で表すと、自分自身の思っていることを率直に表現するということになります。つまり、患者さんから無理難題を言われてこまったのであれば「こまった」とそのまま伝えたり、大声で怒鳴られたりしたときに「大きな声を出されると怖い」というように伝えることになります。こういった行動は、前述した看

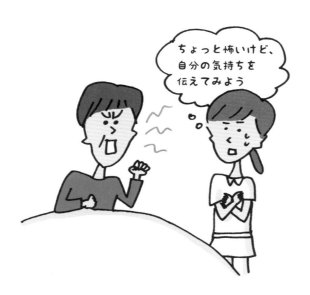

ちょっと怖いけど、自分の気持ちを伝えてみよう

護者の感情ルールに抵触するため、抵抗のある人も少なくないかもしれません。しかし、裏を返してみれば、自分の本心を隠したまま患者さんと対応することになり、関係性は表面的なものにとどまり、患者さん自身も本心を見せることはなく、患者理解が進まないことにもなります。また、患者さん自身も自分自身が相手に対してどのような影響を与えているのかということを知る機会も失われてしまいます。それこそ、お互いの異和感が何だったのかに気づくことなく終わってしまうのです。

　一方で、自己一致することで、看護者は自分の本当の気持ちを伝えることができます。また、自己一致を受けた患者さんも、本音に対しては、本音で返してくれるものです。その結果、こまっていることや怒りを感じた出来事に焦点を当てた会話ができるようになるかもしれません。

● 自己一致のやり取りを積み重ね、ケアの多様性を広げる

　それでは、異和感なら何でも言っていいのか？というと、そうではありません。率直な表現は大切ですが、その場に合った表現や相手に配慮した言い方を考える必要はあります。

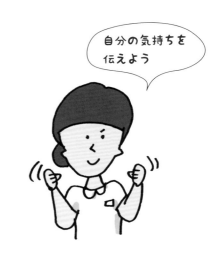

自分の気持ちを伝えよう

　また、自己一致するためには、自分の感情に気づく必要があります。異和感の対自化でいうと②のステップになります。患者さんからの言動に対して、異和感を覚えた場合、素早く②のステップに入り、自分が感じている感情は何なのかを明らかにしていきます。その際、一つの感情ではなく、複数の感情を心の中でリストアップしていきます。そして、その中から、その場に即した、表現しやすい感情を相手に返していくのです。

　こういった自己一致のやり取りを積み重ねることで、異和感の解消とともに、看護者理解・患者理解が深まり、ケアの多様性が広がっていくのです。

（松尾眞規子・渡辺純一）

📖 参考文献
1）宮本真巳. 感性を磨く技法としての異和感の対自化. 日本保健医療行動科学会雑誌 31（2），p31-39，2016
2）宮本真巳.「異和感」と援助者アイデンティティ. 日本看護協会出版会，1995
3）宮本真巳. 看護場面の再構成改訂版. 日本看護協会出版会，2019

3 対人関係における心理的距離とパーソナルスペースの問題

○「距離をとる（置く）」ことの本来的な目的

● 心理的距離を意識しよう

　相手との心理的距離は日常生活でも感じることがありますが、患者−看護者関係という援助関係のなかでは、ときに意識して用いるものです。特に精神科領域においては、自我境界が不明確で他者との関係性を築くのに困難さを抱える人や、他者への依存が強い人、外部に対する防衛が強く、拒否的な反応を示す人などを対象としており[1]、患者さんと看護者との間の関係性において、心理的距離が遠いと感じることや患者さんとの隔たりを感じること、近すぎる距離感に身動きをとりづらく感じることがあります。

　心理的距離は主観的なものであり、可視化したり客観的にとらえたりすることが難しいため、患者さんと看護者の距離感を常に意識してケアをすることは困難な部分もあります。しかし、精神科領域では、患者さんと看護者との間で、「巻き込まれ」や「距離をとる」など、日常的に距離感が話題になります。患者さんと看護者との間に適切な心理的距離を保ちつつケアを実践することはやはり重要であるといえます。

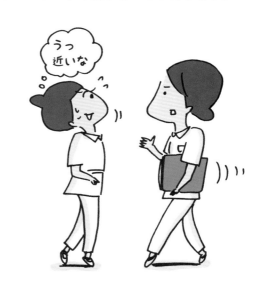

● 物理的距離と心理的距離の関係

　人と人の距離については、パーソナルスペースという考え方があります。人は誰しも、他人には容易に入ってきてほしくない自分の空間があり、そこに面識のない人が侵入すると、不快感や嫌悪感、脅威などを感じることがあります。エドワード・ホールは、対人関係の親密性・公共性に応じて、対人距離を密接距離、個体距離、社会距離、公衆

距離の4つであらわしています[4)]。

　密接距離（45cm以下）は恋人同士や親子間などごく親しい間柄の距離感で、個体距離（45〜120cm）は親しい友人同士や知人との間の距離感を示しています。社会距離（120〜360cm）は仕事上の付き合いなどで用いられる距離、公衆距離（360cm以上）は講演会などの演説者と聴衆との間の距離で、個人的な関係性をもたない距離であるとされています。

　このように人と人の間の最適な距離は相手との関係性の上に成り立っており、不用意に接近しすぎることは、相手の不快感にもつながります。また、ホールは「人々がそのとき互いにどんな気持ちを抱き合っているかが、用いられる距離を決めるのに決定的な要素」であると述べており、これは、そのときどきの相手との関係性に応じた空間的に最適な距離があることを示しているともいえます。逆に、空間的・物理的な距離の近さや遠さが親しみや疎外感などの感情や認知に作用することもあり、物理的距離が心理的距離に影響することもあるのです。

　看護場面に置き換えて考えてみましょう。入院したばかりで、お互いに相手のことがよくわからない患者さんと看護者の間で、看護者が不用意に近づき、患者さんのパーソナルスペースに立ち入ることは、患者さんにとって不快感につながる可能性があります。なぜなら患者さんが必死に保とうとしている自我境界を破る行為、患者さんの安全基地に無断で立ち入る行為になる可能性もあり、とても危険な介入になります。看護者は患者さんの心の領域のなかに踏み込む際には細心の注意を払うことが求められます。

患者さんにとっても看護者にとっても居心地のよい距離感

　では、患者さんにとっても看護者にとっても居心地のよい距離感とはいったいどのようなものなのでしょうか。そこには患者さんの精神状態、対人緊張度、自我の脆弱性（ぜいじゃくせい）など、患者さん側の要因もありますし、看護者の精神状態、不安感、疲労度、かかわりに向けた準備など、看護者側の要因もあります。また、患者さんと看護者との関係性といった双方の間柄に起因する要因もあり、距離感はとても複雑です。そこで、臨床で見かける場面を例に、それぞれの距離感をひも解いてみましょう。

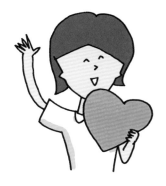

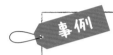

近すぎる距離感・遠すぎる距離感

　Aさんは20歳代前半の女性で診断名は妄想型統合失調症です。高校を卒業後、看護学校に進学しましたが、3年生のころに「周りの人が自分の悪口を言う」「私のことを馬鹿にする」などと言うようになり看護学校を中退し、自宅に引きこもるようになりました。ここ数年は両親への暴力もあったそうです。今回の入院では、被毒妄想から食事をとらなくなり、心配した両親が本人を説得し、半ば強引に受診をさせ、医療保護入院となりました。Aさんは入院に拒否的で、入棟に際しても拒否が強く、看護師数名が誘導し、保護室に入室することとなりました。入院後もAさんは「私は病気じゃない！早く帰してください！」「こんなところに閉じ込めて私を殺そうとしているんでしょ！」と怒りをぶつけていました。

　入院から3日が経ちましたが、Aさんは拒食し続けており、拒薬もしていました。水分摂取も少ない状態でしたので、医師の指示で点滴を行っている状態です。Aさんの部屋は施錠されてはいませんが、ほとんど部屋から出てくることはなく、布団をかぶって臥床（がしょう）していました。この日、保護室を担当していたB看護師は、Aさんと同じく20歳代前半の女性で、この春入職した新人看護師でした。B看護師はAさんに対して、年齢も近く、Aさんが看護学生だったことからAさんのことが気になり、親近感も抱いていました。**次ページの漫画**は朝、検温に訪室した場面です。

　B看護師はAさんの突然の反応に驚き、何も言えずにその場を離れました。入院前、家族に対して暴力行為があったという情報を思い出し、Aさんに対して恐怖感も抱きました。「もしかしたらあのとき、Aさんから暴力を受けていたかもしれない」「またあんなふうに突然怒鳴られたらどうしよう。怖い…」と思うとB看護師はAさんに近づくことができず、検温も他の看護師に代わってもらい、Aさんとなるべく接触しないようにと、過度に距離を置いてかかわるようになってしまいました。

● AさんとB看護師の距離感のアセスメント

　Aさんは入院3日目であり、精神科病棟や保護室、看護者という環境そのものになじんでいない状況です。また、拒薬していることや独語も続いていることから幻覚妄想といった精神症状が活発に出現していると考えられます。また、入院時の「こんなところに閉じ込めて私を殺そうとしているんでしょ！」という発言や被毒妄想の存在から、外界に対する強い不安や恐怖感がうかがえますし、一人で過ごす様子から、他者との接触を断っている様子も見てとれます。布団をかぶって臥床している様子はまるで外界の様々

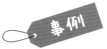
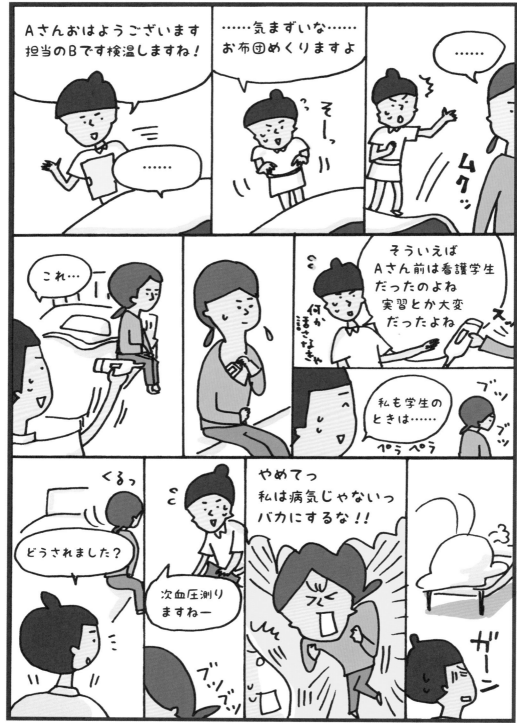

40

な刺激から、もろく容易に傷ついてしまう自我を必死に守ろうとする行動のようにも感じられます。

そして、Aさんからは、B看護師に対して、猜疑心（さいぎしん）や緊張感、不安感などが向けられているように見え、距離感としては遠のいているようにも感じられます。Aさんが他者との接触を避け、拒絶的な対応をとる背景を考えると、現段階で不用意にAさんが必死に守ろうとしている境界に、B看護師が踏み込むことは、Aさんにとっては侵襲的な行為であるといえるのではないでしょうか。

一方、B看護師の距離感はどうでしょう。これは検温の場面ですので、看護師として、朝の検温をしなければならないという役割意識のもと行動しています。また、互いに看護学生であったという共通の経験をもっていたことから、B看護師はAさんに対して親近感をもっていたことが考えられます。しかし、Aさんは看護学校を中退し、その後は自宅で引きこもった生活を送っていたことから、看護師になれなかったことに対して劣等感を抱いている可能性もありますし、周りの人のせいで看護師になれなかったという被害的な気持ちをもっているかもしれません。自分のなりたかった看護師になっているB看護師から、看護学生時代の話題を提示されたことで、これらの否定的な感情が怒りの感情としてあふれ出し、「私は病気じゃない！バカにするな！！」といった発言につながったのかもしれません。

その後、B看護師は、Aさんに対して恐怖感を抱き、Aさんとの接触を回避するような行動に出ています。またAさん自身も部屋の隅で布団をかぶってうずくまっており、B看護師との接触を断っています。このことから、AさんとB看護師との距離感は遠く、互いに心地よいものではなくなっていることがうかがえます。このような状況では支援を行っていくうえで、適切な治療関係や援助関係を結ぶことができず、互いに困難さを感じるかもしれません。

● 言語的なコミュニケーションだけがコミュニケーションではない

AさんとB看護師とのやりとりは、当初、Aさんから言葉としての発信はなく、B看護師から体の向きを外して視線を合わせようとせず沈黙した状態でした。この沈黙にB看護師は気まずさを感じて、何か会話をしなくてはと思い、元看護学生という共通の話題から会話を広げていこうと思いました。

しかし、沈黙したAさんからは本当に何もメッセージは送られていなかったのでしょうか。体の向き、視線、布団をかぶっていることなど、Aさんの行動やかもしだしている雰囲気からは、様々なメッセージが読み取れます。私たち精神科看護者は言語的なコミュニケーションだけでなく、非言語的なコミュニケーションにも注目していく力が必要ですし、会話の文脈からその人の心情を推し量る力が必要です。そして、看護者が察した、あるいはくみとった患者さんの思いが、本当に患者さんの真の思いなのかを折を

見て本人に確認し、共有することも大事なかかわりです。

　他者を寄せ付けようとしないＡさんの行動を、まるで他者から何か危害や迫害を受けることを恐れているように感じたとしたら、例えば「入院したばかりで周りは知らない人ばかりだし、不安ですよね」、「今、あなたに危害を加えようとしている人はここには誰もいませんよ」などという言葉かけができるのかもしれません。もしかしたらそのような声かけをしても、Ａさんからは何の反応も返ってこないかもしれません。しかし、こちらに敵意がないことを繰り返し伝え続ければ、いつかＡさん自身から何らかの反応が返ってくるかもしれません。私たちは、そのとき、その場の結果を求めるのではなく、沈黙に付き合いながら、患者さんのなかに小さな変化が表れる瞬間を気長に待つという忍耐力も求められるのかもしれません。

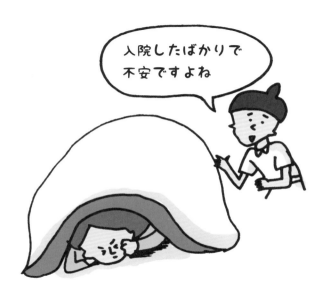

入院したばかりで
不安ですよね

● 患者さんの世界に不用意に踏み込まない

　人にはそれぞれ、他人には簡単に踏み入ってほしくない領域があります。それは病気を持っていても持っていなくても同じです。それぞれ価値観は異なりますし、どうしても許せないという基準、ものごとの許容範囲も異なります。そのような違いがあることを前提に、私たちは患者さんに向き合う必要があります。看護者である自分としては許せる距離感でも、患者さんの側からみるととても侵襲的で、不安感を高める距離に、いつの間にか立っていることもあるかもしれません。

　特にＡさんの場合は被害的な妄想が強く、入院後3日目ということもあり、他者に対する警戒心をのぞかせていました。被毒妄想があることから、殺されるかもしれないという恐怖心をもっていることも想像できます。そのようなＡさん側の事情や心情を想像できたとすれば、対応は変わってくるのではないでしょうか。

例えば、看護者が今から行うことに対する説明や声かけを、動作の前に必ず行うことや、「今、私はここにいても大丈夫でしょうか」、「少しそばで座らせてもらっても構いませんか？」などと確認をすることや、「Aさんが話をしたくなればいつでも声をかけてください」、「私はいつでも待っています」などと伝え、相手にかかわりのバトンを渡すこともできるかもしれません。このようなかかわりは患者さんの世界に無断で踏み込むようなかかわりではなく、患者さんの世界を守りつつ、固く閉ざした心がほどけていくのを待つかかわりといえるのではないでしょうか。

● 看護者自身の距離感を振り返ること

AさんとB看護師との間の距離感は互いに遠のいたままで、B看護師はAさんに対して恐怖感を抱いている状況です。このままの状態が続いてしまうと、適切な援助関係を築くことは困難になってしまいます。ではどうすればよいのでしょうか。

B看護師のなかに生じた恐怖感を抑え込んだままAさんに対応しても、その距離感が縮まることはないでしょうし、両者の間に居心地のよい距離感は生まれないでしょう。B看護師はAさんとのやり取りを振り返り、自分自身の感情や気持ちに向き合う必要があるのかもしれません。患者さんとのやり取りを再構成し振り返るプロセスレコードの活用が有効となることもあるでしょう。それらを通じて、自分自身の思いを振り返り、看護者が自分の思いと一致する内容を率直に表現すること[5]、つまり「自己一致」という態度が患者さんと看護者との間の居心地のよい距離感につながることもあります。

援助関係は相互作用により成り立っています。"患者さんにとっても看護者にとっても居心地のよい距離感"は、患者さん側の視点から世界を観察する力とともに、看護者自身の内省力が求められます。患者さんとの距離感や関係性に違和感を覚えたとき、心理的距離という視点で振り返ってみると、新たなかかわりの糸口が見つかるかもしれません。

〔池内（槙本）香〕

📖 **参考文献**

1) 槙本香.「心理的距離」を意識したかかわり. 精神科看護 38（9）, p21-26, 2011
2) 香月富士日. 精神科における看護師の患者に対する心理的距離の関連要因. 日本看護研究学会雑誌 32（1）, p105-111, 2009
3) 西田三十一. 看護師からみた患者との心理的距離―概念分析―. 日本保健科学学会誌 19（1）, p5-12, 2016
4) E. T. ホール, 日高敏隆ほか訳. かくれた次元. みすず書房, 1970
5) 宮本真巳. 感情を「読み書き」する力―エモーショナル・リテラシー, 自己一致, 異和感の対自化. 精神科看護 32（9）, p18-27, 2005

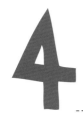

ナラティブ・アプローチの活用

　ケアの場面では、患者さんは自分の人生について振り返りながら、前に向かって進んでいくことが少なくありません。自分の人生について振り返る際、患者さんは一人称の物語として話します。患者さんの物語を活用して、治療的に働きかけようとすることを、「ナラティブ・アプローチ」といいます。本来、ナラティブとは、「語り」または「物語」と訳され、「語る」という行為と「語られたもの」という行為の両方を意味する用語[1,2]です。なぜ、このような難しい言い方をするのかというと、ナラティブ・アプローチは、語り手と聞き手の相互作用[1]によって成り立つからです。患者さんの話は言いっ放しで終わることはありません。患者さんの話の内容に応じて、看護者は「なぜそう思ったのか」「過去にそのように思う体験をしたのか」「今振り返ってみて、今のあなたならどうしたいのか」など様々な方向から質問を投げかけながら、対話を進めていきます。そして、対話を通じて、自分の考え方に変化が起こり、これまで生きてきた患者さんの物語が書き変わり、患者さんは自分らしい人生の歩みを求めて進んでいきます。

　要するに、患者さんが「語る」という行為を通して、患者さんと看護者は「語られたもの」を共有し、その「物語」に含まれている意味を検討することで、患者さんは自分が何にとらわれ、どうして苦しんできたのかに気づくきっかけをつかみ、ありたい自分になるために、自分がいま何を為すべきか、自分で歩んでいくためのアプローチ（＝自己を再構成すること）なのです。

ナラティブは再構成され続ける

　人は、その人の物語を生きています。同じ地域で育ち、同じ学校に通い、親友同士であった人たちでさえも、同じように体験したはずの出来事は、それぞれの人にとって少しずつ違うかたちで解釈し、意味づけられ、その人の物語として生き続けていきます。

　例えば、同窓会のときに、思い出された話の一つに「部活動で顧問の先生にしかられた体験」があったとしましょう。同じ体験をしてきたAさんとBさんですが、どうも二人の受けとめ方は異なります。Aさんは「あのときに自分の無責任さをしかってもらえたから、誰かのために自分ができることを頑張ろうと思えたんだよね」と受けとめてい

ました。一方のBさんは「あれほどの理不尽な言い方はないと思う。だから自分は人に対するモノの言い方には気をつけようと思ったんだよね」と受けとめていました。恐らく、ここにCさんやDさんもいたとしたら、それぞれに受けとめ方は異なるでしょう。なぜならば、出来事は、その人によって意味づけられ、その人の物語として再構成されるからです。

　そして、AさんとBさんの思い出話が続いていくうちに、Bさんに変化が表れます。Bさんは「俺は、自分がちゃんとやっていたのにしかられたということで、ただ腹を立てていただけで、チームのことを何にも考えていなかったな・・・、俺もずいぶんと無責任だったな・・・、自分ができているかどうかだけではなく、もう少し周りのことにも気を

対話を通してその人の物語は変わっていく

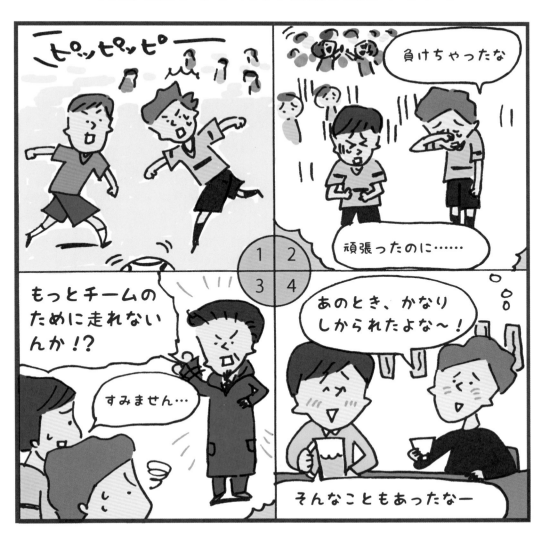

配らないといけないな・・・」と思うようになりました。

　Bさんは Aさんと思い出話をするまでの間、このときの体験を理不尽な出来事だととらえていました。これがナラティブ・アプローチでいう"ドミナント・ストーリー"です。ドミナント・ストーリーとはある状況を支配している物語のことをいいます。まさに現在進行中の物語です。その一方、Bさんは Aさんとの対話を通して、周囲が見えていなかったととらえ方が変化していきました。これがナラティブ・アプローチでいうところの"オルタナティブ・ストーリー"です。このように、対話を通してその人の物語の転換を促すことこそ、治療的実践的アプローチとしてのナラティブ・アプローチなのです。

 ## 患者さんの話がよくわからないのはなぜか

　臨床現場で看護者のサポートをしていると、「患者さんが変なこと言っているんだよね」、「また妄想みたいなことを言っている」といったように、患者さんの話がわからずにこまっている、場合によってはそれを患者さんの症状だと思っている、というようなことを耳にすることがあります。確かに、話のまとまりのなさや事実とは異なる出来事を話すことは、精神症状として解釈することが可能です。しかし、ここで「どうして患者さんはそんな風に言うんだろうか？」という疑問をもつのか、もたないのかで、その後の展開は変わってきます。

　次ページの漫画は「母親が調理員に頼んで私を毒殺しようとしています。今日の昼ご飯から毒が入っていると連絡がきました。母は喜んでいるに違いありません」と患者さんが看護室にやってきた場面です。

　疑問をもたずに、患者さんが、今日も妄想内容を話していたということにとどめてしまった場合、確かにそれは事実ではありますが、残念なことに患者さんのことはわからないまま終わってしまいます。

　では、疑問をもつことでどのように変化するのでしょうか？　ここで「どうしてあなたのお母さまがそんなひどいことをするのでしょうか？」と聞くことで、「あの人は私のこと嫌いなの。腹違いの妹たちばかりかわいがって、私は邪魔なの。私がいるとこまるのよ」とせきを切ったように生い立ちを話し始めました。実際に、どのような関係だったのかは知る由もありませんが、患者さんはそのことに何十年も苦しみ、いつも自分の命をねらわれているような気持ちを体験していたのです。

　妄想について根掘り葉掘り聞くことはよくない、興味本位で聞いてはいけないという原則はありますが、思い切って聞いてみることにより、患者さんは自分が苦しんできたことを話すようになったのです。それがわかるようになると、かかわり方も変わり、患

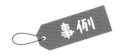

事例　いつものことだと思って…

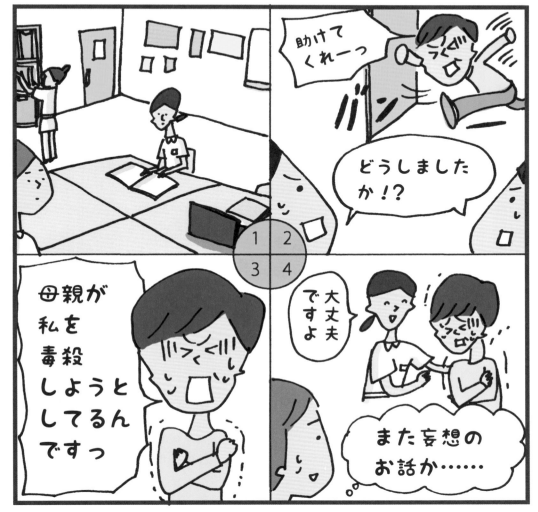

者さんの反応も変わりました。例えば患者さんが「食事に毒が入っているって…」と言ってきたときに、患者さんの話に合わせていったん食事を受け取り、時間をおいてから「よかったら私の分ですが食べますか？　私は自分の分のお膳をひっくり返してしまったと言って、新しいものをもらいますから大丈夫です」などといって、患者さんにお膳を渡すと、患者さんは「悪いわね」と遠慮しながらも食事を摂ることができました。患者さんは、不食を続けて点滴を受けたいわけでもなく、そもそも食事を摂りたくないわけでもなかったのです。

　疑問をもつことで、患者さんのイメージが変わり（要するに患者さんとの物語が書き換わる）、わからなかった患者さんの話、考え、意図などがクリアになるわけです。患

者さんの話がよくわからないのは、患者さん側の問題だけではなく、実のところ私たち聞き手が、患者さんのことを知ろうと思って発問していない可能性があるわけです。

 ## プロット（筋立て）をつかむこと

　先の事例は比較的簡単なものでしたが、実際にはいくつものストーリーが重なっていて、話が複雑なことのほうが多いかもしれません。そこで、大切なことは、プロット（筋立て）をつかむことです。看護者にとってよくわからない、まとまりのない患者さんの話をただ聞き続けるだけでは、何にこまっているのか、どうしてそう思っているのかを理解することはできません。プロットをつかむためには、患者さんの話、行動を多義的に解釈することが重要です。

　ある患者さんは、自分が高圧的な母親の態度に苦しめられてきたことを率直に言えず、行動を通して伝えようとしていました（次ページ漫画）。患者さんは、スタッフに対して高圧的に振る舞い、ときにはスタッフに攻撃的な言動を繰り返していました。そして、その態度は母親に対しても示されます。状況が変わらないことに強い怒りを感じた母親は、スタッフに対して高圧的な態度を示し、様々な理不尽な要求を繰り返しました。当然、現場のスタッフは混乱に陥ります。なぜ自分たちが患者さんと家族の間でこんなにも苦しめられているのかと、かかわることさえ苦しくなってしまい、患者さんを遠ざけるようになってしまったのです。

　そこで、第三者として、改めて患者さんの話を聞いてみると、本当に怒りを感じているのは、自分の気持ちを確認せず決めてしまう母親に対してであり、それが子どものころからずっと続き、逆らうことは許されなかったという患者さんの物語でした。

　話を聞き始めた当初、患者さんはとにかく怒っていました。誰に対して、何に対して怒っているのかはっきりせず、ただ言葉のはしばしに「母親」ということばが出てくるのです。こういうときこそ、思い切って聞いてみることが大切なのかもしれません。例えば、「あなたは私に対して怒っているのか？」、「スタッフに対して怒っているのか？」、「母親に対して怒っているのか？」のように人物を特定したり、「何に対して怒っているのか？」と出来事を聞いてみたりすることで、話の筋が見えてくるわけです。こんなやりとりを1時間ほど、繰り返しながら、話の筋を共有しながら、気持ちを確認していくことで、次のことがわかってきたのです。

- 自分には自由がなかった。母親に言われたとおりにするしかなかった。言われたとおりにしないと、ひどくしかられ、傷ついた。

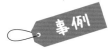

事例 何に対して怒っている？

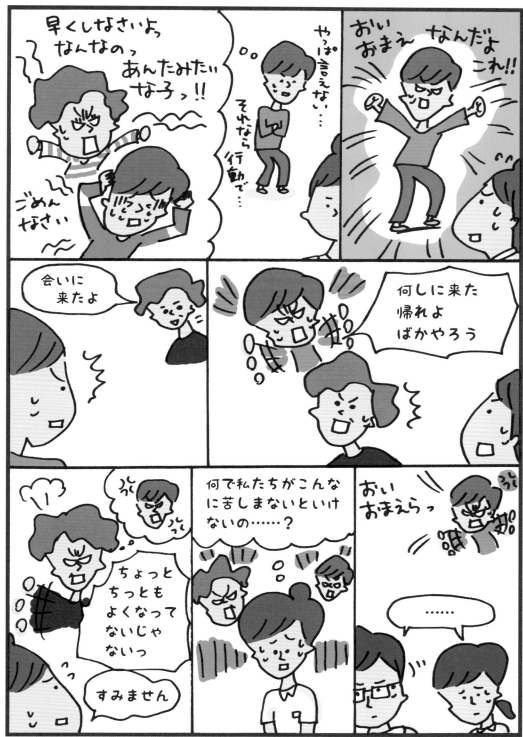

- もう大人になったのだから、自分の好きなようにさせてほしい。失敗することはそんなに悪いのか。失敗しない人間はいないのか。そんな完璧な人間はいるのか。
- 看護者のなかには、患者さんは自分が思った通りにしたらいいと、きまりだからといって何かとルールを押しつけてくる人がいる。母親をみているみたいですごくいやだ。
- みんなも母親と接してみて、どれほどひどい人かわかったはずだ。自分がこの状況から抜け出せるように手助けしないなら、全員看護者失格だ。

　このような患者さんの人生の物語の筋立てがわかってくると、看護者は自分たちが何をしなければならないのかがみえてくるのです。

 ## ナラティブ・アプローチで用いるスキル

　ナラティブ・アプローチでは、主に次のようなスキルが必要になります。

①患者さんの話に耳を傾けるだけではなく、看護者が理解した話の内容を要約して確認する

　患者さんの話を聴く際に大切なことは、ただひたすら聴きつづけることではありません。特に統合失調症の患者さんの場合は、往々にして話が脱線してしまったり、妄想的な内容に進んでしまったりすることも少なくありません。患者さんの話を聴く際には、その途中でいったん看護者が理解したことを要約して、患者さんに伝え、自分の理解したことが間違っていないかどうかを確認してみましょう。

②語られた内容を時間軸で整理し、順序を確認しながら、筋立てを共有することを繰り返す

　①で、患者さんの話の内容を共有するときに、一つひとつのトピックの起こった時間を確認し、前後のつながりを明確にしていきましょう。そうすることで、筋立ての輪郭が見えてきます。メモを取りながら話を聞いているときは、話の内容ごとにメモに書き出し、時間軸によって矢印で結ぶなどすると、患者さんの物語の特性が見えてきます。また、自分が大切にしてきたこと、こだわってきたことがよい意味でも悪い意味でもクリアになってきます。それを否定することなく、「そのとき」はそう思っていたんだという姿勢で共有していきます。

③「いま」となっては、そのことについて、どう思っているのかを確認してみる

　ある程度、話が進展してきたら、自分が大切にしてきたことやこだわってきたことに

ついて、「いま」となってはどう思っているのかを率直に聞いてみましょう。例えば、父親や母親に対して当時抱いていた嫌悪感は、「いま」同じ立場になってみると理解したり了解したりできる場合もあります。また、そのことにとらわれて生きてきたことに気づき、もっと自分らしい人生を送るためには、どうしたらよいのかについて自然と考えたりすることがあります。

④「これから」の人生において何を大切にしていきたいのか、改めて確認してみる

　ナラティブ・アプローチの特徴は、過去は変えられないけれども、未来は自分の力で切り拓くことのできる「未来志向性」のアプローチであるということです。自分の人生を振り返ってみて、本当はこうありたかった自分、その当時はできなかった自分を受け入れながら、一方で自分が救われてきた出来事についても共有し、「これから」の自分のために何ができるのかを患者さんと共に考えることが大切です。

患者さんとともに患者さんの物語を理解すること

　大切なことは、患者さんとの対話のなかで、患者さんがどのように生きてきたのかを知り、看護者が理解したことを患者さんと共有することです。このように、自分の物語を他者とことばを用いて共有することにより、患者さんは自分の物語を客観的につかむことができ、そのときの自分の気持ち、とらえ方に気がつくのです。生きてきた人生を変えることはできないのですが、自分の物語を書き換えていくことは可能です。自分に自信がなく、他者の評価を気にして生きてきた人にとって、「もう少し〜してみよう」という投げかけは、「〜もできないなんて、もっと努力しなさい」という考えを生み、苦しくても頑張り続けること以外に意味を見いだせなかったかもしれません。しかし、対話を通じて、そういう自分に気がつき、世の中には「もう少し〜してみよう」という投げかけを「〜したら、もっとよくなるんだ」とポジティブにとらえる人がいることを知ることで、頑張ることの意味が変わってくるわけです。

　ナラティブ・アプローチで大切なことは、患者さんと看護者が患者さんの物語を「共有する」ことであり、患者さんの生きてきた物語と看護者の生きてきた物語が交差する際に生じる「気づき」に光を当てることです。ここで共有された「気づき」は、患者さんが一歩前に進んでいくためのきっかけになるでしょう。

（畠山卓也）

📖 参考文献

1）野口裕二. ナラティヴ・アプローチの展開, ナラティヴ・アプローチ. p1-25, 勁草書房, 2009
2）やまだようこ. 質的心理学とは, 質的心理学の方法−語りをきく. p2-15, 新曜社, 2007

5 お互いに信頼しながら 看護ケアを展開する

　看護ケアは、患者さんと看護者との間に築かれる関係性を通して行われるものです。言い換えると、看護者は患者さんに信頼されることだけではなく、患者さんのもつ力を信頼し、患者さんが自らの回復や生活に対して自分の力を発揮しようとすることを信じ、支えることが必要です。

信頼関係
見ることはできないが感じることはできる

　信頼関係とは何でしょうか。患者さんと信頼関係を結ぶという表現を耳にすることは多いのですが、これはどういうことを意味しているのでしょうか。看護者は患者さんからの信頼を勝ちとることにこだわっていないでしょうか。看護者は患者さんを信頼しているのでしょうか。事例を通して考えてみましょう。

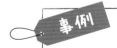

患者さんと協働する関係

　ある患者さん（Bさん）は、いつも退院したいとしか言わず、退院するためにはどうしたらいいのかという話し合いにはまったく応じようとはしませんでした。むしろ、いま退院できないということがわかると立腹し、攻撃的な反応を示すことさえありました。

　ある日の午後、Bさんはいつものように「退院させてください」と繰り返し訴えていました。Bさんは、退院していますぐ働かないと大変なことになるといいます。実際に借金を返済しなければならないというのは、Bさんにとってリアルで深刻な問題であり、Bさんが退院を繰り返し要求することは不思議なことでもないと思いました。そこで、受けもち看護者はある質問を投げかけました。

　退院したとして、いまのその姿（汚れた衣類は着替えず、髭は伸び放題、お風呂にも入らず髪はボサボサ）で就職の面接に行って、果たして採用してもらえるでしょうか？　ご自分の姿を鏡で見てきて、私に教えてください。

Bさんは鏡に映る自分の姿をしげしげと確認した後、受けもち看護者の前に座り、「これでは誰も採用してくれません。どうしたらいいでしょうか…」とポロポロ涙を流し始めました。受けもち看護者は、Bさんがこのような反応を示すとは予期していませんでした。むしろ、またBさんに怒られると思っていたからです。

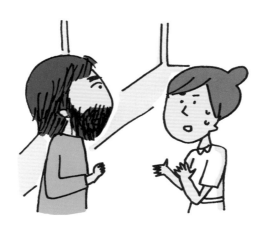

その後、受けもち看護者は、Bさんと一緒に身なりを整えるための計画を作成しました。できる限りBさんの実践可能な時間帯・方法を取り入れ、翌日からそれを実行に移すことになりました。この時点で、その場面にかかわっていた受けもち看護者は、明日からBさんがこの計画を実行するという確信をもっていました。しかし、他の看護者は、Bさんがそんなことをするわけがないと、まったく期待していませんでした。

翌日午後3時、Bさんは約束通り、髭剃り用にＴ字剃刀を受け取りに看護室にやってきました。その日から、Bさんは退院するために、一つひとつの課題を受けもち看護者と相談しながら計画し、努力を積み重ねていきました。あるときは、うまく薬を服用できないことに涙を流しながら悔しがり、自分で服用できるようになるまで必死になって練習（例：オブラートに薬を包むこと）していました。Bさんの悔しい気持ちやうれしい気持ちを受けもち看護者も同じように体験していました。

● 患者さんとの関係の変化

この事例の重要ポイントは、あることをきっかけに"対立する関係"から"協働する関係"へと移行し、同じ目標に向かって歩むようになった点です。

そもそも、受けもち看護者は、Bさんと対立しようと思っていたわけではありません。しかし、日々のやりとりは、「退院させてください ── 今はできません」の繰り返しで

あり、お互いにお互いのことを不満に思っていたのではないでしょうか。Bさんは、受けもち看護者だけではなく、看護チームに対しても攻撃的な反応を示していて、看護チームからの信頼も薄く、ある意味孤立していたのかもしれません。

また、退院するためにはどうしたらよいのかという話し合いは、Bさんのリアルに抱える問題を解決するためのものとして受けとめられていませんでした。一方、働くためにはどうしたらよいのかという投げかけは、Bさんのリアルに抱える問題に直結していて、Bさん自身の行動変容を促すきっかけになっています。苦しい状況のなかでも逃げ出さず、Bさんがコツコツと努力を積み重ねていくプロセスのなかで、受けもち看護者のその時々のサポート、提案や助言、ともに体験すること、Bさんを信頼して待つことの実践が、Bさんの前に進もうとする力を後押ししたのでしょう。

● 信頼関係ができれば、結果は後からついてくる

ケアをする者とされる者との関係は、建前上"対等"な関係です。しかしながら、実際にはどうでしょうか。

「患者さんから信頼される看護者になりたい」、「感謝される看護者になりたい」という言葉を耳にすることがあります。患者さんからの「ありがとう」に、看護者を続けてきてよかったという人もいます。それを否定するつもりはありません。ただ、ここでちょっと立ち止まってみましょう。看護を通した関係（すなわち"援助関係"）の醍醐味は、患者さんの歩むプロセスを"ともに歩んでいる"ということを実感できるところにあると思います。

信頼関係は目に見えるものではありません。しかし、感じとることはできます。患者さんが自身の目標に向かって歩むプロセスの一部にかかわっている感覚、患者さんが進もうとしていることについて、患者さんを信頼し、後押しする感覚、患者さんに、病気や障害によってうまくできないことの一部を任せてもらえる感覚などは、プロセスのなかで感じとることのできるものです。自分（看護者）と患者さん、チームと患者さんがどこに向かおうとしているのか、互いのもっている力を発揮し、信頼しながら歩んでいくことが大切なのです。要するに、結果は後からついてくるものであり、進行中のそのプロセスを大切にすることが重要なのです。

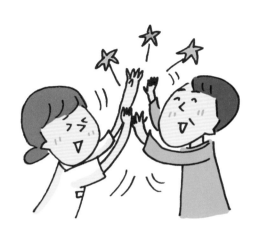

（畠山卓也）

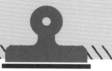

第III章

精神状態と
精神疾患

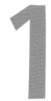

1 幻覚妄想状態

知覚や思考の障害の総称。統合失調症の患者さんに多く認められるほか、躁うつ病、うつ病、認知症などでも出現します。

幻覚とは、「対象なき知覚」のことをいいます。人間のもつ五感（知覚）に対応する形で、「幻視」「幻聴」「幻味」「幻臭」「幻触」とよびます。幻覚は、統合失調症や認知症、アルコール依存症など様々な疾患でみられます。統合失調症の患者さんの場合、幻覚は患者さんにとって侵入的にはたらく内容が多く、生命や生活に直結することがあります。実在しないはずの人間の声が聞こえたり、電波やテレパシーとして感じたりします。内容は当事者に対する悪口や命令、アドバイスだったり、複数の声が会話していたりと様々です。体を触られるなどの体感幻覚を体験する患者さんもいます。レビー小体型認知症の患者さんの場合は、人間や小動物、虫などの幻視が多いという特徴があり、実際に目の前に人が座っているために怖くて眠れない、すでに亡くなっている配偶者がいつも傍におり、生きていると言い張ることもあります。

妄想とは、自分に関連した事実ではないことを、事実であると確信し、かつ訂正不能であることをいいます。他者から嫌がらせをされているという「被害妄想」、誰かにつけられているという「追跡妄想」、事実はないのに自分が罪深いことをしたととらわれる「罪業妄想」、ありもしない発明をし多額の財を築いたと信じる「誇大妄想」など、妄想の内容に応じた名称があります。統合失調症の患者さんの場合は、妄想は多岐にわたりますが、幻覚と同様に患者さんにとって侵入的で被害的な内容が多くみられます。また、血統妄想のようにアイデンティティとかかわるような内容の妄想もみられます。躁状態の患者さんの場合は、気分の高揚に相応するかのように誇大的な内容が多くみられます。逆に、うつ状態の場合は、自分自身に価値を見出せない無価値感や過剰な罪責感に苛まれ、微小妄想を抱く傾向があります。認知症の患者さんの場合は、物盗られ妄想や嫉妬妄想がよくみられます。

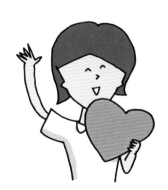

（畠山卓也）

2 精神運動興奮状態

　感情の障害。精神運動が活発であり、外部からの刺激に過剰に反応しやすく（被刺激性の亢進）、内的な興奮を伴っています。緊張が高く、しばしば衝動的もしくは爆発的行動を伴い、自他の安全を守ることができなくなるため、生命の危機にさらされることもあります。それが行動として表れたものが、不穏や多動とされ、しばしば行動制限（隔離および身体的拘束）の理由となります。

　興奮している状態は、周囲からの様々な刺激の影響を受けやすく、同時にコントロール感がなくなります。例えば、常に自分の悪口が聞こえてくる幻聴にさいなまれている場合は、傍目にはそう感じなくても、患者さんの内面では不快、イライラ、絶望など様々な負の感情を体験し、興奮しているわけです。そのため、周囲の物音、話し声（笑い声）など五感から感じとる刺激に対して過敏になり、それが衝動的・爆発的行動へと結びついていくのです（他の患者同士の談笑を「今俺のことを笑っただろう」と怒り出す）。また、幻聴や妄想によりイライラしているときには、不機嫌であったり、尊大な態度を見せたりすることがあります。一方、混乱して落ち着きがなく、居ても立ってもいられずに、ウロウロし続けることもあります。このような状態のときには、自他の安全を守るために冷静に自分をコントロールすることが難しくなります。

　精神運動興奮状態の患者さんには、次のような様子がみられます。
- 表情がコロコロ変わる（不自然に）。
- じっとしていられない、ソワソワしている。
- 周囲を常に気にしている（警戒している）。
- ヘラヘラしていたかと思えば、急に不機嫌になる（感情の易変性）。
- 苦悶している（もしくは急に泣き出す）。
- 突拍子もないことをし始める。
- 爆発的に怒り出す。

（畠山卓也）

3 躁状態

　感情の障害。躁状態とは、「一定の期間、極端に気分が高揚してしまう」ような状態のことをいいます。躁状態の患者さんは、他者に対して、尊大で傲慢な態度をとり、易怒性や爆発性を伴うことがあります。また、誇大妄想や活動性の亢進も認められ、対人関係上の様々なトラブルや社会的なトラブルに巻き込まれてしまうことも少なくありません。一般的には、躁うつ病の患者さんに認められる状態ですが、身体疾患や身体疾患に用いられる薬剤によって引き起こされる器質的な躁状態もあり、躁うつ病の診断に際しては鑑別診断が必要です。躁うつ病の場合は、薬物療法にてコントロールすることが可能であり、器質的な要因による躁状態の場合は、身体疾患の改善もしくはその治療薬の変更によって改善されます。

　躁状態の患者さんには、次のような様子がみられます。

- エネルギッシュ（眠らなくても平気）。
- 自分は何でもできると万能感に満ちている。
- 多弁、話にまとまりがない。
- 一見すると気前がよく、人が良さそうに見える（きっぷがいい）。
- 些細なことで怒り出す。
- 過干渉（他人のことまで首を突っ込み、場を混乱させる）。
- 正義感に満ちている。
- 思いついたことを次々にやろうとするがどれも最後まではなし得ない。
- 目がギラギラしている。
- 注意散漫で集中できない。
- 化粧や服装が派手になる（やや突飛な感じ）。

（畠山卓也）

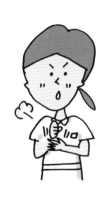

主な精神状態の概要

4 抑うつ状態

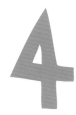

感情の障害。抑うつ気分を主体とし、しばしばアンヘドニア（興味関心の欠如、喜びの消失）を伴います。人生の中で生じる様々なライフイベントにより引き起こされることもありますが、内因性うつ病（いわゆるうつ病）のように何のきっかけもなく表れることもあります。また、身体疾患やその治療に用いられる薬剤によって引き起こされることも少なくありません。うつ病以外の精神疾患においてもうつ状態を呈することはあります（統合失調症、アルコール依存症など）。

抑うつ状態は時間の経過とともに自然と軽快することがあり、ストレス状況下で引き起こされた抑うつ状態については、環境の調整によって軽減することがあります。抑うつ状態がひどくなると、思考に影響を及ぼし、様々な身体症状が出現し（食欲不振、消化器症状の出現、不眠など）、自殺企図や自傷行為にまで至ることもあります。うつ病の場合は、薬物療法と心理療法（認知行動療法）を組み合わせながら治療することによって改善を試みます。

うつ状態の患者さんには、次のような様子がみられます。

- 気分が沈んでいる（憂うつ）。
- 何をしても楽しいと思えない。
- 悲観的な話を繰り返す（将来に希望がもてない）。
- 自己評価が下がっている（自分が悪いと自分を責める）。
- 頭が働かず、物事を考えられない。
- 身の回りのことに気が向かなくなる。
- 苦悶した表情、涙が止まらなくなる。
- 目（表情）に力がない。
- 焦燥感の強いうつ状態の場合は、じっとしていられなくなる。

（畠山卓也）

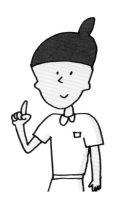

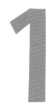

統合失調症

統合失調症は、人間の精神機能のうち、知覚や思考、感情に特徴的な症状が表れる病気です。近年は、治療薬の開発も進み、患者さんは早期に治療を開始することで、重症化せずに社会生活を営むことができる時代になりつつあります。おおよそ100人に1人が罹患する病気であり、好発年齢は15〜35歳といわれ、性差はほとんどないとされてきましたが、近年では男性の方が若干多いという結果も示されています[1]。

統合失調症の症状（表1：統合失調症の症状）は、陽性症状と陰性症状とに分類されます。これらをドパミン仮説（脳内のドパミンによって説明しようとする仮説）によって説明しようとする向きはありますが、はっきりとした原因は特定されていません。

陽性症状の代表的なものは、幻覚（知覚）や妄想（思考）とそれに伴う行動です。幻覚や妄想の表れる病気は他にもありますが、統合失調症の場合は、自我意識と深いかかわりのある考想化声（例：自分の考えていることが声として聞こえてくる）、考想奪取（例：自分の考えが抜き取られる）、考想伝播（例：自分の考えが周囲に伝わっている）

表1　統合失調症の症状

知　覚 陽性症状主体	● 幻聴：近所の人が悪口を言っている、死ねと言われた。 ● 体感幻覚：電磁波を使って攻撃されるため、皮膚がピリピリ痛い。
思　考 陽性症状主体	● 被害妄想：○○さんは自分に意地悪をする。 ● 血統妄想：私は○○天皇の隠し子です。 ● 思路障害：考えがまとまらず、まわりくどくなる。
感　情	● 陽性症状が優位な場合は、内的な興奮状態（追い詰められている）を伴なう時に、攻撃性や敵意が表面化する。 ● 陰性症状が優位な場合は、平板化する。
意欲・行動	● 陽性症状が優位な場合は、知覚や思考等に現れる症状に左右された行動が認められる（させられ体験や追い詰められた結果生じる攻撃的行動）。 ● 陰性症状が優位な場合は、意欲が低下し、引きこもりがちになる。 　新しいことへのチャレンジ、環境の変化を嫌がる。
自我意識 陽性症状主体	● 離人感（自分が自分でないような感じ、現実感がなくなる）。 ● 考想伝播（自分の考えが周りに伝わっている）、考想化声（自分の思っていることが声として聞こえてくる）、考想奪取（自分の考えが抜き取られる）など自我意識にかかわる知覚や思考に関する症状を伴う。
身体症状	● 睡眠障害（入眠困難、中途覚醒、早朝覚醒）。

といった症状がみられ、これは患者さん自身の行動にまで影響を及ぼすことがあります。また、対話を伴う幻聴（例：実際に誰かと会話をしているように観察される）もみられることがあります。ひどい場合には、幻聴による命令に応じてしまういわゆる「させられ体験」が認められることもあります。

思考のまとまりに欠けたり、考えが浮かばなくなったりすることもみられます。妄想や幻覚の内容は、被影響体験（例：母親が自分を毒殺しようとしている、自分に嫉妬する何者かが電波を使って自分を攻撃するなど）として認識され、内的興奮を伴うことも少なくありません。

陰性症状の代表的なものは、意欲の低下や感情の平板化などであり、本来機能していた意欲や感情、自発性などが低下してしまう状態が認められます。陰性症状は慢性期によくみられ、患者さんが新しいことにチャレンジしたり、適応しようとしたりすることの妨げになることもあり、長期入院の要因の一つとしても考えられています。

統合失調症は、①急性増悪期（陽性症状が活発に表れ、社会生活上様々な課題に直面している時期）、②臨界期（陽性症状が緩和し、急性増悪期によって消耗した心身の回復を図る時期）、③回復期（症状が目立たなくなり、適応的になる時期）、④慢性寛解期（陰性症状は残存していたとしても、概ね生活が成り立っている時期）という経過を辿り、慢性経過していく病気です。統合失調症患者の多くは、個人差はありますが寛解と再燃を繰り返すといわれており、薬物療法を中断したり、強いストレスに晒されたりすると病状が再燃することが既に知られています。そのため、基本的には長期間にわたって治療を継続しながら生活していくことが推奨されています。

統合失調症の治療は、薬物療法（主として抗精神病薬）と心理社会的療法（心理教育や作業療法、生活技能訓練など）を組み合わせて行われます[1]。患者の地域生活を推進していくためには、患者自身への心理教育（病気や治療と生活とを結びつけ、自己対処スキルの向上を図る働きかけ）が重要視されており、入院中だけではなく、外来医療や社会復帰施設等でも継続的に提供されていることが少なくありません。また、家族の患者に対する心的態度が患者の病状に影響を及ぼす場合があることも知られており、患者だけではなく、家族に対する心理教育を提供する医療機関も増えてきています。

以前に比べると、薬物療法による治療効果が高くなってきたこと、様々な心理・社会的アプローチによる治療効果も確認されてきていること、患者の地域生活推進のための枠組みや資源が整備されてきていることなどから、患者の重症化や長期入院は少しずつ改善されてきており、外来治療のみで生活可能なケースも多くなってきています。

（畠山卓也）

📁 **参考文献**

1）厚生労働省.「専門的な情報―統合失調症」, 知ることからはじめよう―みんなのメンタルヘルス, https://www.mhlw.go.jp/kokoro/speciality/detail_into.html（2021年4月10日現在）

2 うつ病

うつ病は、「抑うつ状態」のみが表れる気分障害のことをいい、人間の精神機能のうち、感情や思考、意欲・行動に特徴的な症状が表れる病気です。また、うつ病は身体にも様々な症状が表れることがあります。うつ病は必ずしもストレスフルなライフイベントに直面したことで生じる病気ではなく、何のきっかけもなく突然起こることもあります。うつ病の発生率は5％程度であるといわれ、有病率は男性よりも女性の方が高いという特徴があります。発症のピークは20代と40代〜50代の2回あるといわれており、社会的適応や身体的変化への適応が発病と何らかの形でかかわっていることが推察されます。

うつ病は、身体因性・内因性・心因性の3つに分類されます。いわゆる典型的なうつ病とされるのは、内因性うつ病のことをいいます。セロトニンやノルアドレナリンなどの脳内の神経伝達物質の働きが悪くなっているために起こるという仮説（モノアミン仮説）によって説明されることもありますが、統合失調症と同様に十分な確証があるわけではありません。また、性格や個の置かれている環境により抑うつ状態が引き起こされている場合は心因性うつ病といい、身体疾患や身体疾患で用いる治療薬などによって引き起こされるうつ病は身体因性のうつ病に分類されます。

うつ病の典型症状（ICD-10）は、「抑うつ気分」、「興味と喜びの喪失」、「易疲労性」であり、他の一般症状として、「集中力と注意力の減退」、「自己評価と自信の低下」、「罪悪感と無価値感」、「将来に対する希望のない悲観的な見方」、「自傷あるいは自殺の観念や行為」、「睡眠障害」、「食欲不振」があります。これらの症状は、自覚的に観察されるものと他覚的に観察されるものがあります（表2：うつ病の症状）。

うつ病が疑われた場合は、まず身体疾患やその治療に用いられている薬剤などの影響がないかを確認することからはじめます。身体的にうつ病を誘発する因子がない場合は、抗うつ薬の投与と認知行動療法や作業療法、リワークプログラムのような心理社会的療法を行い、治療を進めていきます。環境因子（例：同居家族と折り合いが悪い、長時間の労働に伴う過労など）が病状に影響を及ぼしている場合は、環境の調整を行うことも大切なアプローチです。

うつ病は、一般的に3か月から6か月で改善するといわれていますが、長期間にわたる場合もあります。また、うつ病では発症初期と回復期に自殺の危険性が高いと指摘されており、うつ病者における自殺企図は10〜20％ともいわれ、自殺率は10％前後という報告があります。

表2　うつ病の症状

表情・姿態	● 表情の乏しさ、沈んでいて元気がない、口数が少ない。
感　情	● 気分の沈みこむ（落ち込む）、何をしていてもつまらない、憂鬱になる。 ● 抑うつ気分は、1日の中でも特に午前中に強く現れる。 ● 現実感がなくなり、興味や関心がなくなってしまう。
思　考	● 否定的なことばかり考え、悲観的・絶望的になる。 ● 思考が制止し、考えがまとまらず、集中力・決断力・判断力・持続力が低下する。 ● 自尊感情が低下し、自分には何の能力もないと自分の能力を過小評価するようになり、微小妄想が現れることもある。 ● 貧困妄想、心気妄想、罪業妄想（うつ病の三大妄想）や希死念慮が出現する。
意欲・行動	● 体が思うように動かない、毎日が億劫で仕方ない。
身体症状	● 睡眠障害（入眠困難、中途覚醒、早朝覚醒）。 ● 食欲不振（体重の減少を伴うことが多い）や味覚の変化。 ● 嘔気・胸焼け・便秘などの消化器症状の出現。 ● 疲労感や頭痛、頭部の違和感、性欲の減退、動悸、発汗、しびれ感など自律神経症状の出現。

　うつ病の経過は、①急性増悪期（一定期間以上の抑うつ状態を呈し、生活に影響が出ている時期）、②回復期（うつ症状が目立たなくなり、適応的になる時期）、③寛解期（うつ症状が改善され、概ね生活が成り立っている時期）という経過を辿りますが、再発のリスクや後述する「躁状態」が出現することもあるため、多くの場合、寛解期が治療の終了とはなりません。一定期間、抗うつ病薬を服用しながら、外来で経過をみていくことが通例です。従来のうつ病の治療では、「薬を服用し休むこと」が推奨されてきましたが、近年は認知行動療法等の心理社会的アプローチの効果が認められるようになるとともに、薬物療法を行い、患者の気分の状態にあわせながら、治療を進めていく（例：休むだけではなく、患者も自身の課題に取り組む）ようになってきました。

　なお、近年の臨床現場では、従来うつ病と呼ばれていたタイプとは異なるうつ病（新型うつ病もしくは非定型うつ病）がみられるようになってきました。従来のうつ病にみられていた抑うつ気分や希死念慮は目立たず、倦怠感・疲労感・虚脱感、過眠といった症状が中心であり、ストレス状況から解放されると抑うつ状態が軽減するというタイプのことをいいます。例えば、職場に向かおうとするとうつ的になりますが、職場には行かず好きなことにはチャレンジできるのです。比較的若い世代に多くみられ、一見するとわがままのようにも見えるため、患者本人も周りのサポートする人たちも困惑してしまいます。このタイプのうつ病では、薬物療法よりも、認知行動療法や生活療法、日内リズムの調整を行うことが一般的です。

（畠山卓也）

📖 参考文献

1) 厚生労働省．「専門的な情報—うつ病」，知ることからはじめよう—みんなのメンタルヘルス．https://www.mhlw.go.jp/kokoro/speciality/detail_depressive.html（2021年4月10日現在）

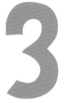

主な精神疾患の概要

3 躁うつ病もしくは双極性障害

躁うつ病（双極性障害）は、気分が高揚する「躁状態」と「抑うつ状態」を繰り返す気分障害のことをいい、人間の精神機能のうち、感情や思考、意欲・行動に特徴的な症状が表れる病気です。抑うつ状態やうつ病については、前項（2.うつ病）を参照して下さい。

躁状態は、気分が高揚し、関心が次々と拡がり、活動が亢進した状態をさします（表3：躁状態の症状）。周囲の誰からも見ても、驚くほど短時間の睡眠で一日中動き回り、何事にも意欲的に取り組みます。しかし、思考にまとまりがなく、また次々と関心が移ってしまうため、結果的に集中して物事に取り組むことができずに、頓挫してしまうことも少なくありません。躁状態のときは、気分が高揚し、自尊心も肥大しているため、他者に対して傲慢な態度をとることもあり、他者との関係が破綻することもあります。また、気が大きくなっているため、ひどい場合はいくつもマンションを購入してしまうなど散財してしまい、家族や周囲の人を金銭的なトラブルに巻き込んでしまうこともあります。

躁うつ病（双極性障害）は、発症のピークは20代後半とされていますが、中年期で発症することも珍しいことではありません。また、うつ病に比べると発生率が0.5〜1%と低く、男女差はないとされていますが、文化的・社会的背景が異なるため、はっきりとしたことはわからないという指摘もあります。躁うつ病の原因は、脳や遺伝的素因について注目されてきましたが、はっきりしたことはわかっていません。過剰なストレスは発病の契機にはなり得ますが、それだけで説明可能な病気でもありません。

躁うつ病（双極性障害）は、薬物療法により病状をコントロールすることができれば、十分に社会生活が可能な病気です。しかし、長期間にわたって治療につながらない、もしくは病状の再燃を繰り返すことで、社会適応が難しくなるという特徴もあります。症状が治まり寛解しているようにみえる状態であっても、長期的に薬物療法を受けながら病状をコントロールしていくことが必要な病気です。

躁うつ病（双極性障害）の治療は、気分安定薬（炭酸リチウム、バルプロ酸ナトリウム、カルバマゼピン）による薬物療法と病気や治療を継続できるよう心理教育を行うことが推奨されています。薬物療法で用いられる気分安定薬は、血中内の薬物の濃度を一定に保つことによって効果が発現してきますが、有効域値内を下回ると、服用していたとしても効果が十分に表れず、逆に上回ると副作用が発現します。躁うつ病（双極性障

表3　躁状態の症状

表情・姿態	● 明らかにエネルギッシュ、眼光が鋭くなり、目はギラギラしている。
感　情	● 気分が高揚している。 ● 幸福感や使命感に満ちており、活発。 ● 感情の起伏が激しく、激昂することがある。 ● 様々なことに興味・関心をもつ（拡散してしまう）。
思　考	● 思考は散漫かつ収斂しない。次々と考えが沸き起こってきて、あちこちに話が飛んでしまう（観念奔逸）。 ● 本人の自覚として、思考のスピードがあがる。 ● 自我が肥大し、万能感に満ちている。 ● 誇大妄想を抱きやすい。
意欲・行動	● 多弁かつ多動であり、できるか否かを十分に検討しないまま、あらゆることを引き受けてしまう（本人の自覚としては、考えている）。 ● あれこれ手を出してしまうが、結局どれも成し遂げることができない。 ● 感情や思考の状態に影響され、行動を起こすため、社会的に許容されない失敗にいたる場合がある（対人関係上のトラブルだけではなく、多額の借金など）。
身体症状	● 睡眠障害（不眠、もしくは短時間の睡眠）。 ● 食欲はあるが実際には食べられない（食欲はあるが、落ち着いて食べることができないため、結局十分な食事を摂取できていないことがある）。 ● 自分の身体に対するケアが十分にできないため、身体疾患を持っている場合は、悪化することがある。

害）は、抑うつ状態が表れることもありますが、抗うつ薬の投与は躁転を招く恐れがあるため、うつ病相であっても原則として用いません。

　長期的に外来治療を継続し、服薬を続ける必要があること、躁うつ病に対する症状マネジメントだけではなく、副作用を早期に発見するための体調管理も求められることから、患者心理教育の実施は重要です。加えて、躁うつ病（双極性障害）は、躁状態時の患者の言動や行動により、家族をはじめとした周囲の人たちを巻き込み、生活に大きな影響を及ぼします。そのため、心理教育は家族を含めて実施することが望ましいとされています。また、入院治療を要する状態のときは、家族もひどく疲弊し、患者と家族の関係自体がかなり悪化している可能性があります。そのため、家族の心身の負担を軽減しながら、家族に対する心理社会的サポートを提供することも重要です。

（畠山卓也）

📖 **参考文献**

1）厚生労働省．「専門的な情報―双極性障害（躁うつ病）」，知ることからはじめよう―みんなのメンタルヘルス，https://www.mhlw.go.jp/kokoro/speciality/detail_bipolar.html（2021年4月10日現在）

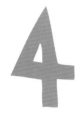

摂食障害

　摂食障害とは、単なる食欲や食行動の異常ではなく、（1）体重に対する過度のこだわりがあること、（2）自己評価への体重・体形の過剰な影響が存在する、といった心理的要因に基づく食行動の重篤な障害[1]のことをいいます。

　ICD-10診断基準では、「生理的障害及び身体的要因に関連した行動症候群」の一つに分類され、身体的要因と精神的要因が相互に密接に関連して形成された食行動の異常と考えられており、他の精神疾患（うつや強迫、パーソナリティ障害など）を併存している場合も少なくありません。やせやスリムをもてはやす社会的・文化的要因も複雑に入り組んでいます。過食と嘔吐を繰り返すことによって、低栄養や電解質異常が起こり、低カリウム血症を起こすと心機能に重大な影響を与えることもあります。当初は、ちょっとのダイエットのつもりだったことが、ダイエットの範疇を超え、生命を危険にさらしてしまうこともある病気です。摂食障害は、アディクション（嗜癖）の一つとしても認知されています。アディクションとは、個人の健康や利益を害するような行動が習慣的になり、やめたくてもやめられなくなってしまった状態のことをいいます。ちょっとのつもりのダイエットが摂食障害にまで至ってしまった状態は、まさに行動嗜癖に相当するものなのです。

　摂食障害は神経性無食欲症（AN：いわゆる拒食症）と神経性過食症（BN：いわゆる過食症）に大別されます。

- 神経性無食欲症（AN）：太ることへの強い恐怖と熱烈なやせ願望を伴い、心身に悪影響を及ぼすような理想的な体重にこだわって過酷で非現実的なダイエットを繰り返します。ときには、自ら誘発して嘔吐したり、下剤を乱用したりすることも少なくありません。BMIが17.5以下、もしくは平均体重の85％以下であり、過度の低体重と低栄養状態を伴います。また、女性として成熟することに不安や拒否を伴うこともあります。自己評価が低いため、過剰に他人の目を気にするとともに、他人から認められたいという承認欲求が強いという特徴があります。

- 神経性過食症（BN）：自ら食行動をコントロールすることができず、「むちゃ食い」を繰り返し、肥満への恐れから、体重増加を防ぐために自己誘発嘔吐、下剤の乱用や利尿薬の使用によって体重をコントロールしようと試みます。過食に対する自責感や自己嫌悪、無力感を抱き、自傷行為や自殺行動に至るケースもあります。

摂食障害の発症年齢は、神経性無食欲症（AN）は10代、神経性過食症（BN）は20代がピークであり、若年化している[1]という報告もあります。また、有病率は圧倒的に女性が多い（男女比1：20、女性の割合が90％以上という報告もある）という特徴があります。神経性無食欲症（AN）よりも神経性過食症（BN）の方が予後はよいともいわれています。

神経性無食欲症（AN）であれ、神経性過食症（BN）であれ、摂食障害は、精神症状・行動異常だけではなく、多彩な身体症状（主に低栄養状態や自己誘発性嘔吐に伴うもの）が表れます。低栄養状態に伴うものとしては、月経異常や無月経の他、様々な臓器障害の出現などがあり、自己誘発性嘔吐に伴うものとしては、電解質異常やう歯の増加などが認められます。そのため、摂食障害の治療においては、精神・心理的支援だけではなく、身体へのアプローチも重要になってきます。

摂食障害の治療は、生命の危険を伴うような状態ではない限り、外来治療を原則[1]とします。神経性無食欲症（AN）については、BMIにより重症度を評価し（DSM-5；軽度17以上、中等度16以上17未満、重度15以上16未満、最重度15未満）、入院の必要性の判断を行うことがありますが、直近の体重減少割合を考慮して総合的に判断する必要があります。時には、環境調整（家族間の葛藤が強い場合には一定期間距離をとって休息をとるなど）を目的として入院治療を行う場合もあります。入院治療については、患者さんと家族を交えて、明確かつ特定の、しかも達成可能な治療目標を徹底的に話し合って、十分納得したうえで開始すること[1]が望ましいとされています。

摂食障害に著効する薬物療法はいまのところなく、神経性過食症（BN）に限っては、うつ病で使用する選択的セロトニン再取り込み阻害薬（SSRI）の服用による効果についての報告があります。しかし、薬物療法だけで改善できる病気ではなく、心理教育、認知行動療法、家族療法などの精神・心理的アプローチを行ないながら治療を進めていくことが一般的です。

（畠山卓也）

📖 **参考文献**

1）厚生労働省．「専門的な情報—摂食障害」，知ることからはじめよう—みんなのメンタルヘルス，https://www.mhlw.go.jp/kokoro/speciality/detail_eat.html（2021年4月10日現在）

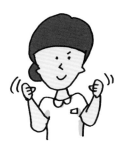

5 アルコール依存症

アルコール依存症とは、大切にしていた家族、仕事、趣味などよりも飲酒をはるかに優先させてしまう状態[1]のことをいいます。ICD–10では、精神作用物質使用による精神及び行動の障害に分類され、1）その物質摂取に対する強い渇望の存在、2）その物質使用に対するコントロール喪失、3）中止ないし減薬時の離脱症状の出現、4）耐性の出現、5）その物質中心の生活、6）明らかな有害作用の出現にもかかわらず摂取の中止不能という6つの指標の内3つ以上が該当する場合、依存症と診断されます。

アルコール依存症は、意思の弱い人がかかる病気ではありません。やめたくてもやめられない状態までに、お酒にコントロールされているのです。その背景には、飲酒が続くにつれて、同じ量のアルコールで満足できなくなったり、より多くのアルコールが必要になったりするなどの耐性がみられること、飲酒を中止もしくは減量することによって離脱症状が表れるため、飲酒することによってその苦痛を回避しようとすることがあげられます。これらは身体依存とよばれるものであり、お酒を飲まないではいられない気持ちになる精神依存とは弁別されます。

多くの患者は、アルコール依存症によって、身体的・精神的・社会的に様々な障害をかかえます。WHOは、アルコールの過剰摂取が60以上もの病気等とつながりがあると指摘しています[1]。実際に、アルコール依存症と診断され、治療を受けることになった方のなかには、自らアルコール問題に気づいて病院を訪れたというよりも、職場の健康診断や内科疾患で訪れた病院で、アルコールの問題を指摘され、依存症治療につながるケースも少なくありません。精神科病院でアルコール依存症の治療プログラムを受けるために入院になった患者さんのなかには、アルコールによる身体へのダメージが強く、一度内科病院で治療を受けてから、アルコール依存症リハビリテーションプログラムを受けることもあります。

アルコールの乱用は、脳にもダメージを与え、精神機能に異常を来すこともしばしば認められます。アルコールの摂取を中断したときに生じる離脱せん妄では、身体に表れる自律神経症状（振戦、発汗、血圧の上昇など）のほか、幻覚が見える（主に小虫）、怒りっぽくなる、見当識障害が表れるなどの精神症状も伴います。これらは断酒によって消失または軽減することもありますが、慢性的に持続することもあり、社会適応を難しくすることもあります。

- アルコール性振戦せん妄：手指の振戦、不眠、不安、頭痛、易刺激性、不機嫌などを前駆症状とし、時に全身に強い粗大振戦が起こり、せん妄状態を呈します。小動物などの幻視が生じやすく、飲酒中止後に離脱症状として高頻度で出現します。
- アルコール性コルサコフ症候群：記銘力障害、健忘、見当識障害、作話などがみられますが、意識障害は認められないという特徴があります。
- アルコール性認知症：長年にわたる大量のアルコール摂取によって起こる認知症のことをいいます。情緒不安定、自制心の欠如、感情鈍麻、活動性の低下など人格水準の低下が認められます。
- アルコール幻覚症：飲酒中止後に離脱症状として出現することがあります。長期間にわたる大量のアルコール摂取に関連し、アルコールの摂取を中止もしくは減量後数日以内に出現するという特徴があります。意識鮮明下において幻聴が表れ、その幻聴によって著しい不安に襲われ、被害妄想等へと発展することがあります。そのため、逃避行動、自傷行為や自殺、他害行為といった問題が起こることもあります。
- アルコール性嫉妬妄想：配偶者等に対して「浮気しているのではないか」という妄想（嫉妬妄想）を抱くことをいいます。男性の患者さんに多く、時に相手に対して暴行や脅迫に及ぶことがあります。

　アルコール依存症は、習慣的な大量飲酒（1日平均60g以上の飲酒）を契機に発病すると考えられています。また、発病には、遺伝的要因（非活性型ALDH2：アルコール脱水素酵素）によるものが50％とされ、環境因子の問題も指摘されています[1]。

　アルコール依存症の治療は、従来「断酒」を基本としてきましたが、近年では「節酒」という方法も検討されています。治療の導入期は、外来治療では飲酒行動から離れることが難しいため、入院治療により進められていくのが通例です。アルコール依存症の治療は、「解毒治療」、「リハビリテーション」、「退院後のアフターケア」の3段階に分けられ、提供されます[1]。

　「解毒治療」は、精神・身体合併症と離脱症状の治療を開始する、いわば断酒に向けての準備期間（通常2～4週間）です。アルコールに交差耐性のあるベンゾジアゼピン系薬物を肩代わりさせ、徐々に減量していくことで、離脱症状の緩和を試みます。同時に肝臓を庇護し、ウェルニッケ脳症を予防するための点滴治療（ビタミンB1の投与）や、アルコールの摂取に関連した身体疾患の治療を行います。

　「リハビリテーション」は、精神・身体症状が回復してきた後に、断酒に向けてのリハビリ治療（積極的治療期：通常2か月程度）を行うことをさします。具体的には、アルコール依存症に関する教育の機会を提供し、患者さんに正しい知識を提供し、動機づけ面接法や認知行動療法を用いた個人カウンセリングや集団精神療法などによって、断酒導入のための心理的準備を高めていきます。さらに、退院後の断酒継続を見据え、断酒

会やアルコール・アノニマス（AA）といった自助グループへの導入を図り、自身の居住する地域の自助グループに入院中から参加するようになります。また、断酒を継続するために、ジスルフィラムやシアナミドなどの抗酒薬（服用中に飲酒すると、非常に激しいフラッシング反応を引き起こす）の投与を開始することがあります。近年は、飲酒欲求を減らす目的で、アカンプロサートカルシウム（脳の興奮性の神経の活性を抑制する働き）を用いるようになってきました。

　「退院後のアフターケア（継続的治療期）」は、断酒継続の三本柱である【病院・クリニックへの通院】、【抗酒薬の服用】、【自助グループへの参加】を遂行できるように、家族・地域の支援者の手助けを得ながら、地域生活への適応を目指していきます。しかしながら、治療の転帰は一定しておらず、断酒を継続し生活し続けることは並大抵のことではありません。再飲酒し「解毒治療」から再スタートする患者さんも少なくはなく、失敗を繰り返しながら治療と向き合い続けることになります。

　アルコール依存症は、患者さんだけではなく患者さんと共に生活してきた家族や近親者も様々な影響を受けています。また、家族や近親者がイネーブラー（本来自分で解決すべき問題を、肩代わりする役割を担う人）として患者の飲酒行動を助長してきた可能性もあります。したがって、患者さんだけではなく、家族や近親者も含めた心理教育を実践することが重要です。

（畠山卓也）

📖 **参考文献**

1）厚生労働省．「専門的な情報―アルコール依存症」，知ることからはじめよう―みんなのメンタルヘルス，https://www.mhlw.go.jp/kokoro/speciality/detail_alcohol.html（2021年4月10日現在）

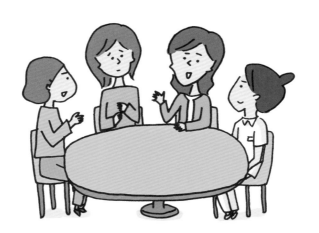

恐怖症性不安障害

　不安とは「誰でも感じる、対象のない漠然とした恐れ」のことをいいます。それに対し、恐怖とは「恐れが明らかな特定の対象に向かう場合」のことをいいます。恐怖症性不安障害は、実際には危険は生じないのにもかかわらず、ある特定の状況や対象に直面すると、危険な目に遭うのではないかと不安が強くなり、その不安から逃れるために、自分の置かれた状況を避けようとする病気のことをいいます。通常、患者さんは自分が危険な目に遭うという不安に苛まれている（予期不安）ため、自分でそれをコントロールできないことに苦痛が生じ、自信を失ってしまいます。例えば、人前に出ることに著しい不安を感じていたり、自分の家から出ることに強い恐怖を伴ったりすることがあります。

　恐怖症性不安障害は、「広場恐怖症」「社会恐怖（社交恐怖）症」「限局性恐怖症」「パニック症」「全般不安症」などに分類されます。

- 広場恐怖症：自分にとって安全な場所（自宅など）から離れ、自分ではどうすることもできないような状況に晒されたときのことに強い恐れを抱いている状態。何かあっても助けを求められないような状況、逃げ出すことのできない状況に恐れを抱くことから、電車などの公共交通機関を利用したり、公園や街頭などの公共の場に出たりすることが難しく、学校や職場に通うことができなくなり、自宅に引きこもってしまうことも少なくありません。パニック発作（動悸・発汗・胸痛など4つ以上の症状が数分間にわたって起こる状態）を伴うこともあります。

- 社会恐怖（社交恐怖）症：人前に出て話をする、宴会に参加する、人前で文字を書く（記名する）など他者と接するような社会活動状況に対して強い恐れを抱いている状態。他者の注目を浴びたり、恥をかいたりするかもしれないという恐れを抱いているため、極力このような状況を回避しようとする。しかし、すべてを回避することは難しいために、苦痛を伴いながら耐え忍んでいることがしばしばあります。恐れに直面すると、不安反応（動悸・震え・発汗・赤面など）が生じ、パニック発作を伴うこともあります。

- 限局性恐怖症：特定の状況や対象に対して強い恐怖や不安を抱いている状態。恐れの対象や状況は、高い場所、狭い場所、犬や鳥などの動物、先の尖ったものなどであり、それぞれ「高所恐怖」「閉所恐怖」「動物恐怖」「先端恐怖」などといいます。患者

さんはこのような恐れを非合理的である（常に危険な目に遭うとはいえない）ということは自覚していますが、実際には恐れを回避しようと躍起になり、回避できない場合はその恐れと向き合わざるを得なくなるため、強い苦痛を伴います。

- パニック症：「挿間性発作性不安」ともいい、予期しないパニック発作が複数回起こったことにより、また発作が起こるのではないか、発作によっていつか自分は死んでしまうのではないかなどの強い恐れを抱いている状態。また起こるのではないかという予期不安がベースにあるため、発作を回避するために不慣れな状況を避けようとし続けます。社会に適応できず、アルコールの濫用など物質依存症を併発することも少なくありません。

- 全般不安症：漠然とした不安を抱え、それが長期間にわたって持続している状態。患者さんの抱いている恐れは、対象が明確ではなく、とらえどころのないものです。例えば、特段の理由もないのに、仕事をクビになるのではないかと感じていたり、何か悪いことが起こるのではないかと不安に苛まれていたりします。先行きに悲観的であり、イライラや落ち着きがなく(不安焦燥感)、頭痛や胃痛、過呼吸などの身体症状が表れることも少なくありません。

　恐怖症性不安障害の治療は、そのタイプによって有効とされるものが異なります。「広場恐怖症」や「社会恐怖（社交恐怖）症」、「パニック症」「全般不安症」は、薬物療法（SSRIやSNRIなどの抗うつ病薬）と精神療法（認知行動療法）を併用しながら治療を進めていきます。その一方、「限局性恐怖症」は、行動療法（特に、曝露療法：恐れを抱いている対象や状況に身を置き、慣れていくことで、恐れを解消しようとする治療法）を主とし、薬物療法は限定的に行います。

（畠山卓也）

📖 **参考文献**

1）厚生労働省.「専門的な情報─パニック障害・不安障害」.
知ることからはじめよう─みんなのメンタルヘルス.
https://www.mhlw.go.jp/kokoro/speciality/detail_panic.
html（2021年4月10日現在）

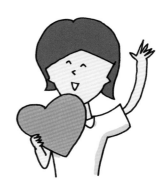

7 強迫性障害

強迫性障害は、「強迫観念」と「強迫行為」のどちらか一つ、もしくは双方が存在し、反復する病気のことをいいます。例えば、ガスの元栓をしめた記憶があったとしても、しめていないのではないかという考えに苛まれ、再度確認することが不合理だとわかっていても確認せずにはいられなくなくなり、確認してしまうのです。このようなことが日常的に繰り返されることで、学校や仕事に遅刻してしまったり、行けなくなってしまったりするほどにまで、社会生活が脅かされ、患者さん自身は強い苦痛を感じながらも、その悪循環から抜け出せずにいます。

強迫観念と強迫行為は以下のように整理できます。

- 強迫観念：ある考えやイメージが頭から離れず、それが不合理だとわかっていても、振り払うことができないものです。患者さんにとって侵入的に働く（いやなのに、入り込まれる）ため、強い苦痛を伴います[1]。代表的なものには、不潔恐怖（ドアや手すりなど自分が清潔であると認識している場所以外に触れることで汚染されてしまう恐怖に苛まれていること）、加害恐怖（実際には何もしていないのにもかかわらず、誰かに危害を加えたかもしれないという恐怖に苛まれていること）などがあります。また、性的なイメージが頭から離れず、苦しんでいる患者さんもいます。

- 強迫行為：「強迫観念」によって生じた不安を打ち消すために行うことであり、それをすることが無意味であるとわかっており、しすぎていると認識していてもやめることができず、結果的に日常生活に大きな影響を与えます[1]。代表的なものには、執拗な洗浄（明らかに過剰な手洗い、入浴を繰り返し、場合によっては手順が詳細に決められており、その通りに実施できないといつまでもやめられない）や確認行為（実際には確認する必要がないはずの戸締りや電気のスウィッチを繰り返し確認し、そのためになかなか家から出られなくなったり、通勤途中に自宅に戻ってまで確認したりする）、配置へのこだわり（左右の対称性、いつも定位置に物を並べるなどにこだわり、誰かがそれに触れたり、

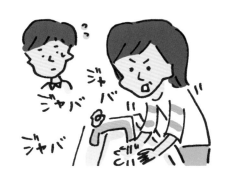

位置をずらしたりすると激怒することがある）などがあります。これらの行為は、自分の生活に影響を及ぼすだけではなく、同居する家族や友人なども巻き込んでしまうことも稀ではないため、対人関係にも大きな影響を与えます。また、強迫行為を止められる（＝強迫行為に抵抗すること）ことによって不安が増幅するため、余計に行為がエスカレートしたり、爆発的に怒ったりすることも少なくありません。

強迫性障害の原因は、はっきりとはわかっていません[1]。また、性格や生活習慣のせいだと思い込み、病気であることに気がつかないまま、受療行動に結びつかない患者さんも少なくありません。

強迫性障害は、治療によって改善することのできる病気であり、一般的には、薬物療法（SSRI：抗うつ病薬）と認知行動療法（「曝露反応妨害法」：あえて不安を惹起する強迫観念に立ち向かい、不安を解消するために行ってきた強迫行為を我慢する）とを組み合わせて進めていきます[1]。強迫行為を我慢するといっても、すぐにゼロにすることは難しいため、段階的に実施し（他人に素手で触れられることに強い不潔恐怖を伴う場合は、毎日の検脈時だけは看護者に触れられても洗浄せずに我慢するなど）、徐々にその範囲を広げていきます。治療（特に、曝露反応妨害法）は、患者さんにとって苦痛を伴うため、患者さん自らが自分の病気をよくしよう、もっと生きやすい状況にしようと思えるような関係性作りも重要です。また、同居する家族は、患者さんの強迫行為に巻き込まれ、苦痛を感じていたり、疲弊していたりすることも少なくありません。そのため、患者さんの入院中は家族自身の休息が図られるとともに、家族に対しても疾患教育を行い、患者さんが悪循環から離れられるように（家族が巻き込まれることで、悪循環を生み出している側面がある）働きかけていきます。

（畠山卓也）

📖 **参考文献**

1）厚生労働省.「専門的な情報─強迫性障害」. 知ることからはじめよう─みんなのメンタルヘルス. https://www.mhlw.go.jp/kokoro/speciality/detail_compel.html（2021年4月10日現在）

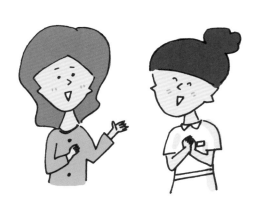

8 解離性障害

　解離性障害とは、過去の記憶、同一性意識および直接感覚の間の正常の統合身体的運動調節が部分的または完全に失われること（ICD-10）をいい、ICD-10では、「神経症性障害、ストレス関連障害及び身体表現性障害」に分類されています。

　解離は、患者さん本人にとって耐えがたい何らかの心的外傷体験を起源としています。この不快な体験から距離をとり、回避するために、患者さんの無意識のうちに起こる防衛反応です。これは不快な体験を思いだすこと（追体験）を無意識のうちに避けようとすることであり、その際に、意識や記憶、意思と自分自身である感覚とを切り離してしまうことで、解離症状が表れます。

　スタインバーグ（Steinberg.M）は、解離性障害にみられる中核症状を以下の5つに分類し、説明しています。

- 健忘：自分の経験した内容が忘却されること。
- 離人：自分自身に対する非現実的感覚を体験し、自分がここにいるという感覚がなくなること。
- 疎隔：自分の周囲が非現実的に見えるような、外界にまつわる感覚や知覚が変容すること。
- 同一性の混乱：自らの同一性についての不確実さや葛藤が持続的にみられる状態になること。
- 同一性の変容：異なった同一性や自我状態を反映するような客観的な行動変化がみられること。

　解離性障害は、「解離性健忘」、「解離性遁走」、「解離性昏迷」、「トランス及び憑依障害」、「解離性運動障害」、「解離性けいれん」などに分類（ICD-10）されます。

- 解離性健忘：強いストレスを伴う外傷体験の想起できなくなる状態であり、器質的な原因によって起こるものではありません。通常、健忘は部分的かつ選択的であり、単なる物忘れとして説明することはできません。生活史の一部分であれば「部分生活史健忘」といい、全生活史にわたる場合は「全生活史健忘」といいます。全生活史健忘であっても、それまでに習得した言語を用いたり、それまでに培ってきた生活行動や習慣的行動、言語や行動の意味の理解は保持されているという特徴があります。

- 解離性遁走：通常「解離性健忘」を伴い、家庭や職場から離れ失踪してしまう状態であり、遁走期間中のことについては思い出せないという特徴があります。女性よりも男性の方に多く表れます。遁走中の患者さんの行動は、周囲の人には正常に見えるため、病的行動としては認識されないことが特徴です。
- 解離性昏迷：外的刺激（光や音、接触など）に対しては正常に反応するが、随意運動の高度の減少もしくは欠如は認められる状態であり、その原因は身体的には説明することができず、強い心理的ストレスによって引き起こされるものをいいます。
- トランス及び憑依障害：意識、記憶、個人的同一性の一時的喪失を伴い、周囲のことは完全に自覚している状態をいいます。宗教的または文化的に受け入れられる状況以外で生じた不随意なまたは望まざるトランスに限定されます。
- 解離性運動障害：失調、失行、無動、失声、構語障害など、四肢の全部もしくは一部を動かす能力を喪失してしまう状態のことをいいます。これらは、器質的な原因によっては説明することができず、強い心理的ストレスに晒された状況で起こります。
- 解離性けいれん：てんかん発作を思わせるようなけいれん（間代性けいれん）が出現しますが、咬舌、転倒・転落による皮下出血や尿失禁のように、通常てんかん発作で生じる身体的外傷を伴うことは稀です。また、通常は意識が保たれています。

　一般的に多重人格障害と呼ばれるものは、DSM-5では、解離性同一性障害と分類されています。解離性同一性障害は、2つ以上の独立した人格が別々の記憶・感情・行動をもって、1人の人間の中に交代に出現し、患者の言動や行動をコントロールしようとする病気であり、幼児期に受けた虐待など重大な心的外傷との関連が示唆されています。

　解離性障害の治療は、安心できる治療環境のもとで行われる精神療法や心理教育を主体とし、補助的に薬物療法を行うことがあります[1]。現時点で、解離性障害に著効する薬はなく、気分症状や不安症状の改善を期待して、抗うつ薬や抗不安薬を投与することがありますが、抗精神病薬の投与は過量投与になりやすく、あまり有効ではありません。

　精神療法の実施に際しては、まずは患者さんが安心して自己表現できる環境を作ることを重視します。治療者と患者さんとの間で形成された信頼関係のもとで、患者さんが無理なく自分の課題に向き合えるように支援していくことが一般的です。早急な介入は、かえって患者さんを混乱させ、患者さんの症状が遷延したり、より苦痛が強くなるなど、悪影響を及ぼす可能性があります。

（畠山卓也）

📖 **参考文献**

1）厚生労働省.「専門的な情報―解離性障害」，知ることからはじめよう―みんなのメンタルヘルス，https://www.mhlw.go.jp/kokoro/know/disease_dissociation.html（2021年4月10日現在）

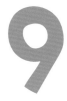

9 身体表現性障害

　身体表現性障害とは、器質的な根拠によって説明のつかない身体症状が出現し、その身体症状が長期間にわたって持続する病気のことをいい、身体症状症といわれる場合もあります。その身体症状は、多彩であり、状態も一定していません。器質的な根拠がはっきりとせず、患者さんはその身体症状によって苦しんでいるため、次々と病院に訪れては診療を受けることを繰り返し、最終的に精神科での治療が開始になります。多くの患者さんは、自分に表れている身体症状は、器質的な原因によって引き起こされているものだと信じ、自身の心理的葛藤や問題によって引き起こされているとは認めようとしません。男性よりも女性に多く、消化器症状（嘔吐・嘔気・鼓腸・下痢・腹痛）、皮膚感覚器症状（掻痒感・灼熱感・しびれ・触覚・痛覚の異常）、泌尿器生殖器系（月経不順・月経痛など）など多岐にわたります。

　患者さんは、病気であることによりストレスを回避できたり、家族などからやさしくされるなどの疾病利得を得ていることも少なくありません。この状況は、患者さんの症状を助長してしまうため、治療の開始期には患者さんだけではなく、患者さんを取り巻く人的・物理的環境を全体的に把握し、互いの課題を明確にしていくことが重要です。

　身体表現性障害の薬物療法については、選択的セロトニン再取り込み阻害薬（SSRI）の有効性が示唆されていますが、個人差が大きいともいわれています。また、様々な身体症状による苦痛を緩和するために、多くの薬物が処方されていることもあるため、身体科の医師とも連携しながら、可能な限り多剤併用を避けるように工夫していく必要があります。

　一般的には、認知行動療法などの精神療法を併用し、治療を進めていきます。表れている身体症状を患者さんが心身両面から納得できるように働きかけていくだけではなく、患者さんに表れている身体症状を患者さん自身がコントロールできるように教育的に働きかけていくことも重要です。

（畠山卓也）

10 認知症

　認知症とは、「生後いったん正常に発達した種々の精神機能が慢性的に減退・消失することで、日常生活・社会生活を営めない状態であり、かつ意識混濁が認められない状態」のことをいいます[1]。ICD-10によれば、認知症は脳疾患による症候群であり、記憶、思考、見当識、理解力、計算、学習能力、言語や判断などの大脳皮質機能の障害がみられ、慢性的あるいは進行性の障害のことをいいます。

　認知症は、その原因によって主に「アルツハイマー型認知症」、「血管性認知症」、「前頭側頭型認知症」、「レビー小体型認知症」の4つに分類される他、クロイツフェルト–ヤコブ病、パーキンソン病などによっても引き起こされます。

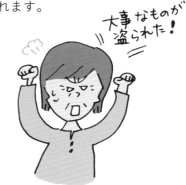

大事なものが盗られた！

- アルツハイマー型認知症：認知症全体の50％以上を占めるといわれ、海馬をはじめ脳全体に起こる神経病理学的変化（アミロイドβの蓄積と老人斑の出現による神経細胞の死滅）によって認知機能が低下する認知症のことをいいます。女性に多く、物忘れ、物盗られ妄想など記憶障害を中心とし、ときには忘れたことを取り繕うなどの症状が見られます。

- 血管性認知症：脳血管障害（脳卒中や無症候性脳梗塞など）に伴って認知機能が低下する認知症のことをいいます。男性に多く、高血圧、動脈硬化、心疾患などは発症の危険因子となります。意欲・自発性の低下や不安・焦燥感は出現しやすいのですが、日常判断や理解は比較的保たれていることもあり、「まだら認知症」とよばれることもあります。

- 前頭側頭型認知症：比較的早期（中年期）に発症し、前頭葉と側頭葉前方の変性を中心とする認知症のことをいいます。認知機能よりも意欲の低下、常同行為（同じことを繰り返す）、抑制の欠如（社会的な規範に沿って自分の行動をコントロールできなくなる）などが目立つという特徴があります。特に、抑制の欠如により引き起こされた行動（万引き・性的逸脱行為）は、近親者を驚かし、社会的にも大きな影響を与えることもあります。他の精神疾患との鑑別が重要です。

- レビー小体型認知症：脳の神経細胞にレビー小体が現れることによって神経細胞が死滅し、認知機能が低下する認知症のことをいいます。幻視（実際にはいない人物が見え、その人物と話していたりする）やパーキンソン様症状を呈するという特徴があります。

認知症の症状は、中核症状と周辺症状（行動・心理症状）とに分けられ、介護抵抗による介護困難の問題は周辺症状によって起こることが多いといわれています。

中核症状とは、脳の変性によってもたらされる認知機能の障害のことをいい、記銘力障害、失見当識、理解や判断力の低下、実行機能障害、失行・失認・失語などが表れます。

- 記銘力障害：短期記憶に関する障害（今日食べたものを思い出せない）
- 失見当識：いつ、どこで、誰がという自分の置かれている状況を正しく認識することができないこと（病院にいるということがわからない、娘と看護師を間違える）
- 理解や判断力の低下：理解に時間がかかったり、同時に2つ以上のことに対応できなくなったり、いつもと違うことに戸惑うこと
- 実行機能障害：計画的に準備し、それを遂行することができなくなること（献立メニューに沿って買い物ができない、料理ができない）
- 失行：運動機能障害はなく、意味のある一連の動作を行えないこと（箸を持つが、目の前の食事を食べようとしない、上着の袖に足を通そうとする）
- 失認：感覚機能障害はなく、対象を正しく認知・認識できないこと（通い慣れた道を迷う、自宅に帰れない）
- 失語：ことばを理解する、話したいことばを話すことができないこと

周辺症状（行動・心理症状）とは、性格や心理状態、環境などと中核症状が影響し合うことで表れるものであり、幻覚、妄想、意欲の低下、不眠といった精神症状や徘徊、興奮などの行動症状が表れます。近年、周辺症状を改善するためのケアが注目されています。

- 幻覚：いないはずの人や動物がいる（幻視）
- 妄想：物盗られ妄想（誰かに物を盗られたという妄想）、嫉妬妄想（配偶者が浮気をしているのではないかという妄想）
- 意欲の低下：何もする気がおきなくなること（ベッドに横になったまま何もしようとしない、一日中同じところにじっと座っている）

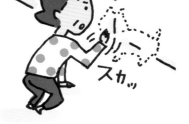

- 不眠：日中の活動性の低下と相まって、夜間になると眠れなくなること。夜間せん妄を伴うことがある。
- 徘徊：ふらっと外に出てしまったり、同じところずっと歩き続けたりすること。自宅に戻ることができなくなってしまったり、事件に巻き込まれてしまったりすることもあり、警察等関係機関に捜索を依頼しなければならないこともある。
- 興奮：怒りっぽくなり、暴力や暴言がみられ、介護者を困惑させることがある。

　認知症の治療は、原則として非薬物療法による介入を第一選択とします。特に、抗精神病薬や抗不安薬など向精神薬の投与は、認知症高齢者では過量投与となりやすく、有害作用の発現やさらなるアクティビティの低下を招く恐れがあります。そのため、心理社会的介入（回想法など）や本人に適したリハビリテーションを提供し、活動性を保ちながら、本人が安心して過ごすことのできるようにケアを遂行していくことが望ましいとされています。

　抗認知症薬として、ドネペジル、ガランタミンを用いることがありますが、認知機能障害そのものを改善するのではなく、進行を遅らせることを目的としており、副作用のモニタリングを十分に行う必要があります。

　近年は食生活の改善と定期的な運動がアルツハイマー病を予防するうえで重要であるという報告もあります。血糖コントロールが不良な場合、認知症の進行を早めることも着目されており、認知症患者に対する食生活へのアプローチは重要性が高まってきています。

（畠山卓也）

■ 参考文献

1）厚生労働省.「専門的な情報—認知症」，知ることからはじめよう—みんなのメンタルヘルス，https://www.mhlw.go.jp/kokoro/speciality/detail_recog.html（2021 年 4 月 10 日現在）

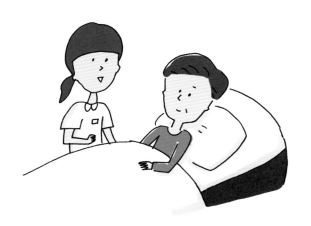

11 パーソナリティ障害

　人格とは、様々な生活場面で、人がどのように反応し、思考し、行動するのかといった、その人特有の思考・行動パターンのことをいいます。パーソナリティ障害とは、これらのパターンが平均的水準に比べて著しい偏りを示すために、その人自身が苦しんでいたり、周囲の人が困っていたりするなど、社会適応がうまくいかない状態にあります。個人の人格や性格を否定するものではなく、パーソナリティの偏りによって生きづらさを感じている病気である[1]　といえます。

　パーソナリティ障害は、DSM-5において、3つの群に分かれています。
A群：統合失調症と関連をもち、奇妙で風変わりに見える特徴のある障害群
- 妄想性パーソナリティ障害：感じやすく疑り深い、他人を信用せず、嫉妬する傾向がある。
- シゾイドパーソナリティ障害：感情的に冷たく、自信過剰で超然としている。社会的孤立が特徴的である。
- 統合失調型パーソナリティ障害：認知の歪みと行動の奇矯さが目立ち、変人・超能力などの魔術的思考を特徴とする。

B群：うつ病と関連をもち、演技的・情緒的に移り気に見える特徴のある障害群
- 反社会性パーソナリティ障害：他者の権利や感情を無視する行動をとり、非行や犯罪に繋がることもある。衝動的かつ攻撃的で罪悪感が欠如しているのが特徴。
- 境界性パーソナリティ障害：スプリッティング、原始的理想化、投影的同一視、攻撃欲求と対象渇望、見捨てられ抑うつなどを特徴とし、安定した人間関係を築くことができない。自己統制の欠如と衝動性を特徴とする。女性に多い。
- 演技性パーソナリティ障害：過度に感情を露わにして他人を疲れさせながら、自分は素早く立ち直る。他者から注目されていないと気が済まない。
- 自己愛性パーソナリティ障害：自分は特別だと感じ、誇大的な優越感と賞賛されたい欲求をもつ。共感に欠け、対人関係に問題を抱えることが多い。非難されると爆発的に怒るか、抑うつ状態に陥る。

C群：不安障害と関連をもち、不安や恐怖を感じているように見える特徴のある障害群
- 回避性パーソナリティ障害：劣等感をもち、批判・否認・拒絶への過敏性を特徴とする。常に不安で新しい経験を嫌がる。

- 依存性パーソナリティ障害：面倒を見てもらいたいという欲求から過剰なまでに他人に合わせてしまう。一人になると不安で、活気や自信に欠け、責任から逃れようとする。
- 強迫性パーソナリティ障害：秩序や完全主義にとらわれ、優柔不断で頑固、ユーモアや柔軟性に欠ける。

　以下、臨床でよくであう「境界性パーソナリティ障害（ボーダーライン・パーソナリティ）」を中心に解説します。

　境界性パーソナリティ障害（ボーダーライン・パーソナリティ）は、情緒不安定性人格障害ともいわれ、気分に左右され、後先を考えずに衝動的に行動してしまうという特徴をもっています。そのため、他者と安定した関係を築くことができず、患者さん自身の行動（衝動的な行動だけではなく、急に敵対視したり近づいたりするような行動も含む）が様々な悪循環を生み出し、患者さんは生きづらさを体験しながら生活しています。

　対人関係においては、社会上求められる適切な距離を保つことができず、妙に近づき過ぎて依存的になったり、または逆に敵意を露わにして攻撃的になったりするため、なかなかうまくいきません。しばしば、見捨てられることに対する激しい不安を伴い、見捨てられまいと気が狂わんばかりの努力をしたり、自殺をほのめかしたりするため、相手を困惑させてしまうことさえあります。また、リストカットや過量服薬、薬物の乱用などの自己破壊的な衝動行為を認めることもあります。職場や学校のなかでは、自分にとって都合のよい人と悪い人とを極端に弁別します。患者さんのなかでは、相反する情動が大きな波のように表れ、揺れ動いているためにとても苦しく、居ても立ってもいられないような感覚を味わっている人も少なくはありません。

　パーソナリティ障害患者の治療は、自殺等の衝動行為がひっ迫していない限り、外来での治療（支持的精神療法・認知行動療法など）を原則とします。気分や感情をコントロールするために薬物療法を併用することはありますが、過量服薬等の問題があるため処方量には注意を要します。生活上の様々な場面で困っていたとしても、基本的には自分には非がなく、相手が悪いと思っていることが多いため、精神療法では生活上の困惑した場面を主題として扱い、周りの人たちと上手に付き合いながら生活する方法について治療者と共に考えていきます。定期的・長期的な治療・サポートを必要とするため、まずは治療者とのよい対人関係を築き、その関係性のうえで患者さんが安心して課題に取り組めるようになることを重視します。

（畠山卓也）

📖 **参考文献**

1）厚生労働省．「専門的な情報―パーソナリティ障害」．知ることからはじめよう―みんなのメンタルヘルス．https://www.mhlw.go.jp/kokoro/know/disease_personality.html（2021年4月10日現在）

第IV章

精神状態に応じた
コミュニケーションと
看護ケア

1 幻覚
あるはずのない (or 無いはずの) 何かとともにある感覚

症状がみられる主な疾患

統合失調症 (p.60), 認知症 (p.78)

幻覚のおさらい

幻覚とは

　他人は感じていない感覚を体験すること、すなわち「対象なき知覚」を幻覚といいます。つまり幻覚は、五感のいずれかでその患者さんだけが体験している知覚をさします。例えば、聴覚による体験を幻聴といい、他の人には聞こえない声や物音が聞こえるという現象で説明されます。

　次のような方法で幻聴を感覚的に理解することができますので、やってみましょう。3人1組になり、看護師役、患者役、幻聴役を決めてください。看護師役の人は患者役の人と今日の調子やスケジュールの確認をしましょう。幻聴役の人は、筒状に丸めたコピー用紙を患者役の耳元に近づけ、ささやくように会話の邪魔をしてみてください。

　ところで幻覚は、抗幻覚作用をもつ薬物がドーパミンとの関連で説明されていることを踏まえ、脳内物質であるドーパミンが過剰に放出されることによって生じるという仮説（ドーパミン仮説）により説明しようとする向きがあります。しかし、実際に確証が得られているわけではありません。

　幻覚は、統合失調症、認知症（特に、レビー小体型認知症）の他、様々な精神疾患でみられます。統合失調症の幻覚の場合は、当事者に侵入的に働く内容（幻聴による命令、電波やテレパシーなど体感幻覚など）が多く、レビー小体型認知症の場合は、人や動物があたかもその場にいるように見える（幻視）とされています。アルコール幻覚症では、小虫が這っているなど、強い恐怖を伴う幻覚を体験します。

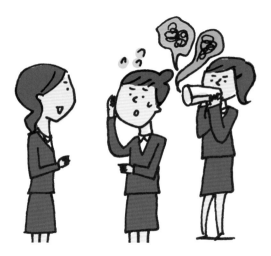

患者さんへのコミュニケーションと看護ケア

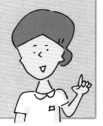

まずは
統合失調症の場合を
考えてみます

統合失調症の場合のポイント

- 幻覚に対しては否定も肯定もせずに話を聞く

- 生命に危険が及ぶような幻覚には従わないように
はっきり伝える

- 共存できる幻覚の場合は受けとめるだけにして、散歩や
買い物、カードゲームなどで日常的な時間を共有する

　幻覚や妄想をもつ患者さんとの対話の基本は、「否定もせず、肯定もせずに話を聞くこと」とされています。この原則を踏まえたうえで「患者さんと向き合う姿勢」についても考えてみましょう。

◯ 幻覚が生命に影響を及ぼすことがある

　統合失調症の患者さんにあらわれる幻覚は、患者さんにとって侵入的に働く内容（自己の存在を否定したり、侮辱したりするような内容）が多く、生命や生活に直結することがあります。

● 患者さんの行動を左右する幻覚

　患者さんのなかには、幻聴と相談しながら生活している方もいます。例えば、検温の際に、今日の散歩や入浴の相談をしていた場面で、突然患者さんが壁の方を向いて誰かとブツブツと相談し、うなずきながら会話をすることがあります。そして、ひとしきりそれが終わったときに、看護者に返答します。本当はしたいことがあったとしても、幻聴によって制止され続け、自分の思うように行動できないのです。

● 患者さんを危険にさらす内容の幻覚は、はっきり否定する

　幻覚が患者さんの生命や生活にさほど影響していない場合は、患者さんの表出内容に対して否定も肯定もせず「〜のように感じているんですね。おつらくないですか？」のように対応して構いません。

　しかし、幻覚の内容が患者さんの生命にさえ影響を及ぼす可能性がある場合は、「その声には従ってはいけない」とはっきり伝えること、「声に従わなかったとしても、あなたが罰を受けることはなく、私たちがあなたを全力で守る」などと患者さんを精一杯サポートすることを約束しましょう。幻聴によって指示された内容を看護者と共有することで、患者さんの安全を守れるようになります。

 ## 幻覚による恐怖や苦痛は、患者さんにしかわからない

　患者さんのなかには、幻聴の声でひどい命令を受け続けている方もいます。そうした患者さんは、幻聴をかき消そうと大きな声を出してしまったり、あまりにもうるさいために命令に従わざるを得なくなってしまうこともあります。

● 苦痛に配慮し、患者さんが望むサポートを提供する

　幻聴による苦痛が強い場合、患者さんは自我機能が正常に働かず、自他の区別がつきにくい状況に置かれています。患者さんは、幻聴も看護者の声も現実の声として認識しており、患者さんに接近しようとする看護者でさえ、手助けする人だと認識できていないかもしれません。

　まずは、患者さんを脅かさないように接近し、患者さんが手助けを求められるような関係づくりをしていきましょう。「話しかけてもいいか尋ねる」「看護者が見た事実をありのまま伝えてみる」「看護者が感じたことを伝えてみる」「（幻聴の）内容を確認してみる」「看護者に手助けできることはないか確認してみる」といいかもしれません。

　無理強いはせず、日々声かけしつつ、関係性を築き上げていくことが重要です。

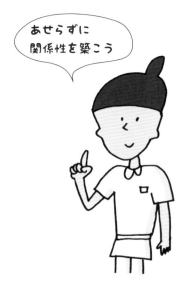

あせらずに
関係性を築こう

幻覚と共存しながら生活している患者さんもいる

　統合失調症の患者さんにとって、幻覚は必ずしも苦痛や恐怖が伴うものとは限りません。患者さんの願望や期待、こだわりなど患者さん自身の内面に潜むものが形となって現れていることもあります。

● 幻覚を否定したり、幻覚と無理に距離をとったりするよう働きかけない

　次のような場合を考えてみましょう。糖尿病により食事制限を必要とする統合失調症の患者さんで、既に亡くなったはずの母親の声で「好きなだけ食べなさい。看護者はあなたに意地悪で糖尿病だと言って食事を制限しようとしているのよ」と聞こえてくるために、食事指導に関する働きかけには一切応じないということがあります。

　このような幻聴のことを表出されると、看護者は「患者さんは都合よく幻聴を使っている」かのようにとらえ、母親は既に亡くなっていると現実を伝えたり、それは幻聴であると否定しようとしたりするかもしれません。

　ここで大切なのは、幻覚そのものに働きかけようとはしないことです。事実を伝えたとしても、かえって意固地になったり、看護者が攻撃対象になったりするだけです。

　この場合の幻覚については、否定も肯定もせず、患者さんの体験していることをありのまま受けとめるだけにとどめ、幻覚の内容とは別のところで患者さんとかかわるようにしてみましょう。例えば、食を除く生活場面やレクリエーションなど患者さんにとって負担が少なく、脅かされることのないものがいいでしょう。

　具体的には「○○が見えるんですか？　つらかったら言ってくださいね」などと応じておき、別の場面で天気の話などをしながら、徐々に関係性を築くことを目指しましょう。

　幻覚は患者さんに苦痛を与える場合がある一方で、幻覚によって患者さんが守られているという側面もあります。

● 患者さんが望んでいることや本当にしたいことは何か

　幻覚は患者さんの生活の一部になっていることがあります。場合によっては、四六時中ずっと幻覚とともにあり、それが当たり前になっていることさえあります。幻覚に巻き込まれた生活を送っている場合には、看護者が現実的なやりとりをしようとして、突然割り込んでいっても、すぐに受け入れてはもらえません。

　患者さんにとって幻覚がどういう存在なのかを理解しつつ、一方で「患者さんは本当はどうしたいと思っているのか」について確認してみることも必要です。

● 日常的な興味や喜びがもてるように働きかける

　初めのうちは、「何をしたいのか」はっきりとはしないかもしれません。その場合は、看護者から一緒にできることを声かけし、同じ時間をともに過ごし、そのときの気持ちや感覚を共有してみましょう。散歩や買い物、カードゲームなど楽しみや興味がわくようなものがよいかもしれません。当初は看護者から誘うことで成り立っていた散歩や買い物も、次第に患者さんから希望してくるようになるかもしれません。幻覚と共存していたとしても、現実的なやりとりを通じて自信が回復したり、自分の目標をもてるようになったりすることもあるのです。

転倒を繰り返す患者さんには幻聴が聞こえていた

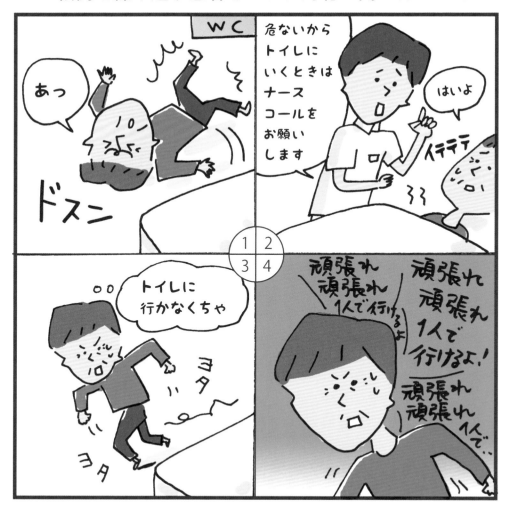

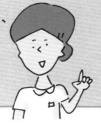

今度は
認知症での
ポイントです

> **認知症の場合のポイント**
>
> ● 幻覚を否定せず、患者さんの感じていることを確認して、こまりごとに対応する
>
> ● 不安は認知症の症状を悪化させることがあるので、患者さんが安心できるように接する

　認知症の患者さんの幻覚は、ひとくくりにはできません。しかし、レビー小体型認知症の患者さんには、高頻度で幻視が確認されます。例えば、亡くなったはずの人が居間にずっと座っていたり、子どもが部屋の中を動き回っていたりするなどと言う患者さんは少なくありません。

◯ 患者さんの体験に適切に向き合う

　幻覚のある患者さんに、実在しないことを正論や理屈で説明しても、それを実感できなければ何の解決にもなりません。また、気をそらそうと別の話題を振ったりすると、その患者さんの立場からすると、話をわかってくれない、もしくは聞いてくれない看護者として受けとられてしまい、かえって関係が悪くなってしまうこともありますので注意が必要です。

● まずは、患者さんがどんなことを体験しているのか共有する

　どのようなことが起こっているのかを確認し、患者さんの生活にどのように影響しているのか確認してみましょう。例えば、女の子がずっと立っていて、気味が悪くて眠れないと訴える患者さんの場合、どうしたら患者さんは眠ることができるのか確認し、患者さんの希望に沿って支援を考えることが大切です。

　また、どこに何が見えているのかを

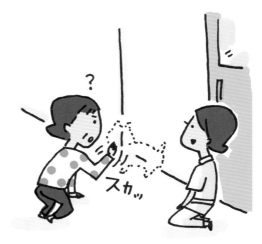

猫がいると言う
患者さんの幻覚につきあう

しっかりと聞き、一緒にそこに行ったり、触ったりして、実在しないことを確認すると、幻視が消える場合もあるようです。

● あるかないかは問題ではない

「何かが見える」と言われると、どうしても見えるか見えないかの話になりがちです。あるか・ないかのやりとりは、患者さんを意固地にするだけで、患者さんは幻覚の存在に余計にこだわってしまいます。

● 「見えていても大丈夫」と安心できるように対応する

「見える・見えない」や「ある・ない」の論争はせずに、見えることで、患者さんにはどのような影響があるのかについて話し合うようにしましょう。見えることで何かしら恐い思いや不快な気持ちになっているのであれば、その気持ちの緩和を優先して対応しましょう。「患者さんが眠るまでの間はそばにつきそう」や「女の子が部屋にいる間は、ホールや看護室で看護者と一緒に過ごす」など患者さんが安心できる対応を実践しましょう。

 患者さんの不安が喚起されないように働きかける

不安は認知症の行動・心理症状（behavioral and psychological symptoms of dementia: BPSD）の発現や悪化の原因となるため、できるだけ早期に対応することが必要です。

● 不安の増強が、患者さんの行動・心理症状に影響を及ぼすことがある

認知症になると幻覚以外にも様々な症状が出ます。例えば、それまでできていた日常生活動作がうまくできなくなったり、それがうまくできたかどうかすらわからなくなったりします。認知症を患うと、生活のなかでこのような不確かさを体験しながら、自分自身が将来どうなってしまうのかという不安を感じていることも少なくありません。

● 患者さんが心配していること、不安に思っていることを受けとめ、共有する

恐怖を感じるような幻覚が出現して強い不安を感じると、自分では対処しきれなくなり、焦燥感が強くなったり、イライラが増して攻撃的になったりします。まず、その患者さんの不安な気持ちをしっかりと受けとめましょう。正面から笑顔でわかりやすくゆっくりと話しかけ、安心できるように安全を保障します。複雑な説明は避けましょう。また、患者さんは必ずしも答えを求めているとは限りません。不安に感じているこ

患者さんは自分に何を求めているのか考えよう

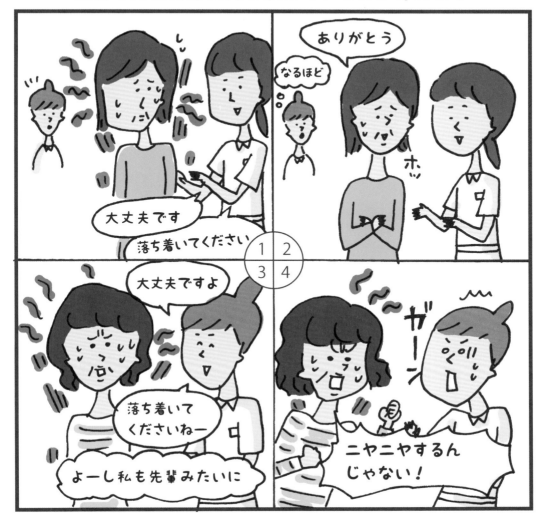

と、つらいことを受けとめるだけでも、落ち着くことがあります。

　笑顔ややさしい口調は、相手に安心感を与えることが多いのですが、場に応じた雰囲気の作り方が大切です。場合によっては、患者さんの立場からは「馬鹿にされている」、「子ども扱いされている」と受け取られかねません。先輩看護者の対応を参考にしながら、一方で、自分は患者さんに何を求められているのか、どのように対応するのかを考え、臨みましょう。

（小倉圭介・畠山卓也）

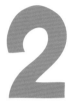

2 妄想
心の底から信じてしまう、その患者さんだけの真実

症状がみられる主な疾患

統合失調症（p.60），うつ病（p.62），躁うつ病（p.64），認知症（p.78）

妄想のおさらい

妄想とは

　妄想とは、自分に関連した事実ではないことを、事実であると確信し、かつ訂正不能であることをいい、思考の障害をさします。

　妄想は、概ね「被害（関係）妄想」「微小妄想」「誇大妄想」の3つに分類されます。被害（関係）妄想とは、「自分が他人から嫌がらせをされている」のように、他人の行動と自分に対する嫌がらせとを結びつけて考えることをいいます。被害（関係）妄想のパターンには、「毒を盛られて殺されるかもしれない」という被毒妄想、「誰かに物を盗まれた」という物盗られ妄想（盗害妄想）、「自分をつけ狙っている」という追跡妄想などが含まれます。微小妄想は、「自分には生きる価値がない」のように、自分に対して過小な評価を下し、それを確信することをいいます。大して失敗ともいえないような失敗を「重大なミスをしてしまった」と思い込む罪業妄想、実際には財産を所有しているのにもかかわらず「自分は全くの無一文である」と思い込む貧困妄想などが含まれます。それに対して、誇大妄想とは、自我が肥大し、自分の価値を過大に評価し、確信することをいい、「天皇一家の隠し子である」のような血統妄想、「自分はノーベル賞をもらえるような世紀の大発見をした」と思い込む発明妄想などが含まれます。

　妄想は、統合失調症、うつ病、躁うつ病、認知症など様々な精神疾患でみられます。統合失調症の妄想は、幻覚と同様に自分に対して侵入的な内容が認められ、被害（関係）妄想を抱く傾向があります。また、思考のまとまりにかけていることから、ファンタジックで非現実的な内容に発展している場合もあります。うつ病の場合は、抑うつ気分に相応するように自己評価が低下することから、微小妄想を抱きやすくなります。逆に、躁病の場合は、自尊心が肥大し、気分も高揚していることから誇大妄想を抱きやすく、抑制の欠いた行動と結びつき、その後の社会生活に影響を及ぼすような行動（自分にはもうすぐ特許料が入る見込みだからマンションを買ったなど）が認められます。認

知症の場合は、物忘れと相応するように物盗られ妄想が出現しやすく、また配偶者が不貞をはたらいていると嫉妬妄想を抱き、配偶者を執拗に責め立てることもあります。

妄想をもつ患者さんの特徴として、患者さんの妄想の確信度は、いつも一定しているわけではありません。例えば、病状が悪くなると必ずといってよいほどに現れる妄想（例：僕の母親は妾であって、一緒に暮らしてきた母親ではない。僕の出自のせいで、育ての母親はいつも邪魔ばかりする）であっても、病状のよいときには母親との関係もよく、妄想を口にすることはありません。こころの奥底には、妄想が根強く残っていたとしても、生活にはほとんど影響せず経過している場合もあるのです。一方、病状が悪く、妄想の確信度が高い場合には、患者さんは妄想に左右され、心理的に追い詰められていることが少なくありません。この場合、生活そのものに影響を及ぼしている場合もあり（例：母親が職員に頼んで毒を盛ったに違いないから、食事は食べない）、患者さんの生活が破綻しないように働きかけることが重要になってきます。

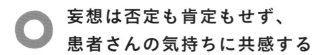

患者さんへのコミュニケーションと看護ケア

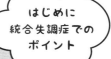

はじめに
統合失調症での
ポイント

統合失調症の場合のポイント

- 妄想そのものより、患者さんの気持ちに着目する
- 妄想の内容について聞かれたら「私にはわからない」と伝える
- 妄想の有無にこだわらず、現実的な生活を目指す

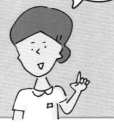

◯ 妄想は否定も肯定もせず、患者さんの気持ちに共感する

妄想は事実ではありませんが、その妄想によって生じた気持ちは事実です。妄想によって、うれしいのか、怒っているのか、悲しいのか、楽しいのか、まずはそのときの気持ちを感じ取りましょう。

● 患者さんが感じている気持ちに着目する

　患者さんとのやりとりはすべてが妄想にとらわれているわけではありません。しかし、ときどき患者さんとの対話のなかで、疑念や違和感が生じるときがあります。例えば、「○○看護師さんは私のことが嫌いなの。だっていつも最後に検温に来るんですよ」のように、一瞬あれ？と思うようなことを表出するときがあります。

　前述のような例であれば、いつも最後に検温に来ることが、いやな気持ちなのかを確認してみるのも一つです。悲しい思いをしているのであれば、「それでは悲しいですね」と、相手の気持ちを表現し、共有しましょう。人間は誰でも自分の気持ちを理解されたいものですし、気持ちを理解することは看護者も自信をもって伝えられます。そして、そのときに感じた自分の気持ちも添えてみましょう。例えば、「同じ状況なら～のように思います」のように自分のことを話してくれた相手に応じて、看護者の気持ちを伝えることが大切です。

● 気持ちは理解しても、妄想の内容までは肯定しない

　気持ちに共感したからといって、それは妄想の内容に同意したわけではありません。しかし、話の流れから、妄想についての話が発展してしまったり、それについての意見を求められたりすることがあります。

　無理に話を止める必要はありませんが、妄想の内容に対して「私にはわからない」と理解できない旨を伝えることによって、妄想を強化せずに対応することができます。要するに、あくまでも気持ちは理解できるし、力になりたい、という姿勢を崩さずに、妄想の具体的な話にのめりこまないようにし、気持ちを共感するだけにとどめることを心がけましょう。

● 妄想に不確かさを抱いている場合は、現実に目を向けられるように働きかける

　妄想は事実と確信し、訂正不能なものと説明しましたが、その確信は常に100％ではありません。強く確信しているときもありますが、「もしかしたら違うかもしれない」と気持ちが揺らいでいることもあります。

　妄想に対する確信が揺らいでいるときは、現実的な話をする最大のチャンスです。相手が「もしかしたら勘違いだったかもしれない」と感じていたら「私もそう思う」と肯定することもありますし、妄想にかかわらずに、現実的な出来事に興味や関心が向かえば、そのことについて話し合うことができます。妄想が現実的な生活に及ぼ

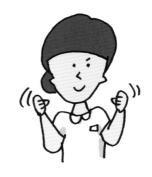

している影響について一緒に考え、どのように生活したいかを具体的にイメージできれば、それは、妄想の世界から踏み出すための第一歩になります。

　ただし、注意が必要なこととして、あまり強く踏みこみすぎると、看護者が妄想の対象者になりかねません。なぜならば、患者さんにとって妄想は自分を擁護するものでもあり、妄想を失うことで不安が高まります。その不安が高まった結果、自分から「妄想」を消そうとした看護者に矛先が向くのです。あくまでも、患者さんがどうしたいのかということに焦点を当ててかかわるようにし、看護者の期待を押しつけないようにしましょう。

妄想の有無より現実的な生活に目を向けよう

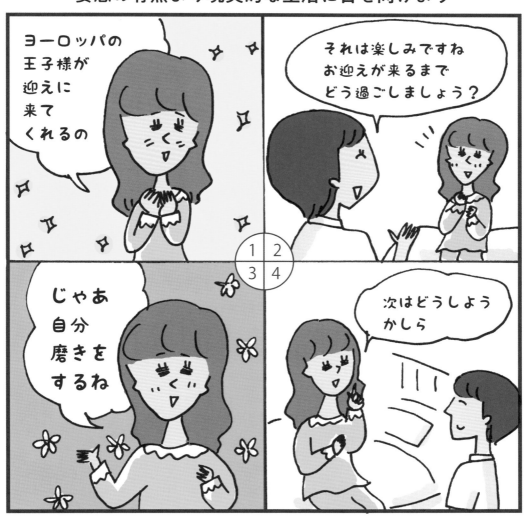

妄想にとらわれない生活を目指す

　妄想は、薬物療法ですべてを払拭できない場合があります。不安や興奮が静まることで、妄想の確信度が低くなったり、目立たなくなったりしますが、妄想が残存している場合、それにとらわれて暮らすことで、つらい思いをしていることがあります。そのため、看護者は、患者さんが妄想をもって生活していたとしても、どのように暮らすことが、その患者さんの幸せにつながるのかを一緒に考える姿勢が大切です。

● 妄想の有無にこだわらず、現実的な目標を共有しながら、支援する

　妄想の有無にこだわっていても、患者さんの生活は豊かなものにはなりません。大切なことは、患者さんが妄想にとらわれずに、自分の望む生活に近づけるように支援することです。

　まずは私たち看護者とかかわっている時間だけでも、現実的な生活に目を向けられるように働きかけることが大切です。そうすることで、妄想を忘れてしまうかもしれません。患者さんの興味のあること、生活に直結することを通して、かかわるように心がけましょう。また、妄想はその人の夢や希望であることがあります。それが現実の生活の妨げになっていたとしても、妄想をとりさることは有用ではありません。夢や希望が現実的な内容にシフトできることが大切です。

> 今度は
> 認知症について
> 見てみましょう

認知症の場合のポイント

- 妄想は訂正せずに、患者さんの感情に寄り添う
- 妄想を忘れたころなど、タイミングをみて介入する

　認知症の症状は中核症状と心理・行動症状（いわゆる、BPSD）の2つに分けられ、妄想は心理・行動症状に含まれます。心理・行動症状は、悲哀・不安・焦燥感・疎外感などの心理状態と密接に関係しているため、妄想をひとつの独立した症状と考えず、心の動きもあわせて患者さんを多角的にとらえましょう。

○ したほうがよいことと、しないほうがよいことは ケースごとに考える

● 妄想による行動も、いったんは受け入れる

物盗られ妄想によって「他人の持ちもの」を「盗られた自分の持ちもの」と認識している患者さんにとって、その「もの」は自分の持ちものです。それを、いかに訂正しようとしても、患者さんは納得しません。訂正不能だからこそ妄想なのです。

自分の洋服だと思って持っていってしまった場合、無理に取り上げるような対応は患者さんを余計に意固地にさせてしまうだけです。むしろ、認知症の患者さんの場合は、忘れてしまうという特性があるため、忘れたころを見計って返却するのもよいでしょう。もしくは、盗られる対象になった患者さんの意向も確認し、弁済するという方法も検討してもいいでしょう。いずれにしても、盗った、盗られたということに、集団が感情的にならないように対応しましょう。

● 患者さんの怒りや悲しみに寄り添う

妄想は、その患者さんにとっての真実であり、それを頭ごなしに否定されてしまうと、年齢や生活背景に関係なく傷つきます。妄想に基づく行動に対応する場合、少なくとも自分自身がされて嫌な態度や対応は避けましょう。

例えば、嫉妬妄想を抱いている患者さんについて考えてみましょう。嫉妬妄想は、配偶者が浮気をしている、などと信じ込む妄想で、特に高齢の男性に多い妄想です。自身の介護をしてくれている配偶者（すでに亡くなっている場合もあります）が浮気をしていると怒りを露わにしたり、浮気相手だと思いこんでいる方を攻撃したりします。大切なことは、事実か否かを明らかにすることではありません。もしかすると、人の役に立てなくなってしまったという自分自身に対する悲哀が、妄想という形で表現されているのかもしれません。まずは、患者さんの発する言葉を用いて、患者さんの気持ちを確かめてみましょう（「～だと思っていて、怒っているんですね？」など）。また、妄想の対象となってしまった家族等にも心理的な支援が必要になります。少なくとも、場面を切り分け、双方に適切な対応をすることが必要です。

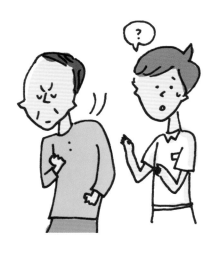

妄想を忘れてしまうことがある

　妄想によって介護を拒否したり、他人とトラブルになったりする場合があります。しかし認知症の患者さんの場合、その妄想や妄想をもっていたこと自体すら忘れてしまうことがあります。

● **時間やタイミングを待ち、対応する**

　一度ひどく抵抗したからといって、介入できなくなるわけではありません。時間をおいてかかわったり、タイミングをみてかかわったり、他の看護者と一緒に介入したりするなど、工夫してみましょう。ただし、妄想やそれに付随した出来事を忘れたとしても、そのときに抱いた感情は忘れないことが多々あります。例えば、「この人に△△されて〇〇な気持ちになった」という感情だけが残ることがあります。患者さんが不快に感じるような対応は、絶対に避けなければなりません。

 怒りが発散できる方法をみつける

　認知症の患者さんの妄想は、比較的、被害的な内容が多く、そのため怒りという感情を扱う場面も多くなります。認知機能が低下していると怒りを自制できず、身近な看護者に向けられるため、私たちはその怒りをうまく扱う必要があります。

● **ユーモアや興味・関心のあることに話題を転換したり、かかわる人を代えたりする**

　怒りは、妄想に起因しているため根本的な解決は望めません。ユーモアや他に興味を引くもので思考の転換を促したり、看護者を代えたりすることで、怒りが収まる場合もあります。好きな歌を一緒に歌うこと、場面を変えて一緒に散歩に行くこともよいかもしれません。

　また、看護者も怒りを向けられたことに、苦悩し、怒りを抱くかもしれません。その怒りをため込んでしまわず、スタッフ同士でサポートし合いながら、怒りを発散するようにしましょう。そうすることで、患者さんに対していやな感情を抱かずに援助関係を維持することができます。

（小倉圭介・畠山卓也）

1 自傷行為・自殺企図
自分自身に向けられた暴力

症状がみられる主な疾患

統合失調症（p.60），うつ病（p.62），パーソナリティ障害（p.81）

自傷行為・自殺企図のおさらい

自傷行為・自殺企図とは

　自分自身に向けられた暴力のことをいい、自分の身体を傷つける行為を自傷行為、自分の生命を脅かし、ひいては自分を死に至らしめる行為を自殺企図といいます。

　自傷行為や自殺企図の要因は病態によって様々です。主なものは以下のとおりです。

- 統合失調症の場合：幻聴（幻覚）の命令に従ってしまったり、妄想に左右されて行動してしまったりすることがあります。
- うつ状態の場合：自分や社会に対してひどく悲観的になったり、自責感にさいなまれたりした結果、行動に至ることも少なくありません。
- パーソナリティ障害の場合：感情の高ぶりとともに行動を制御できなくなり、それが社会的に容認されないことだとわかっていたとしても、行動化してしまうときがあります。

　自傷行為や自殺企図をきっかけとして入院に至った患者さんやそのご家族の方、特に、ご家族は入院によりこれらの行為を防止できるのではないかと過度な期待をもっている方も少なくありません。そのため、精神科病棟では、特に自傷行為や自殺予防に焦点を当てた対策に重きを置く傾向があります。

患者さんの特徴

大きく以下の2つに分けられます。
①常に自分を傷つけたい、もしくは死にたいと思っている人
②衝動的・発作的に行為に至る人
このうち、衝動的・発作的に自殺企図に至ったと検死等で判断された方の多くは、周

囲にとって理由がはっきりわからない（遺書や置き手紙が見つからず、なんの前触れもなく起こった）というだけの場合もあり、自己の内面では、常に自分を傷つけたい、死にたいと思っていた可能性があります。実際に、これまでに希死念慮をまったく表出することなく、いつもと変わらずに外出し、自殺してしまった方も少なくありません。

患者さんへのコミュニケーションと看護ケア

> ### ◇ ポイント ◇
> - あなたのことが心配だと、患者さんにことばで伝える
> - 自殺や自傷を命じる幻聴があったら、看護者に確認するよう伝える
> - 面会時に言い争いになった患者さんをフォローする
> - うつ病の回復期にある患者さんは行動に移しやすいので気をつける
> - 自傷行為や自殺企図の言動に対して、道徳観を押しつけない
> - 行動に移す前に言葉で伝えるようはたらきかける

　自殺企図や自傷行為を契機に入院された方の場合は、どのような状況のとき（もしくはどのような状態のとき）に自殺や自傷行為が誘発されたのかをつかみ、患者さんやご家族と協力し合いながら予防することが重要です。

 ## 安全を確保する

● 危険物の所持の制限は一時しのぎの対応策

　精神科病棟では、「危険物」という概念があります。これは、患者さんの自傷もしくは他害行為を防止すること（万が一、発生したとしてもその害悪を最小限にとどめること）を目的とし、特定の物品を「危険物」と総称して、患者さんが入院中に所有することや使用することを制限するものです。なお、「危険物」として設定されるものは、刃物、ガラス類、ひも、洗剤などが認定されることが多く、その病院（病棟）によって異なり

ます。

　希死念慮や自分を傷つけたいという気持ちが表面化している患者さんに対しては、その行為に至ったときのダメージを最小限にするために、「危険物」の所持を制限することが推奨されます。しかし、「危険物」の所有の制限は、一時しのぎの対処策であり、これで自傷他害を完全に防げるわけではありません。衣服で遂行することも可能だからです。だからこそ、患者さんの発する注意サインをコミュニケーションのなかで見極め、働きかけることが大切なのです。

● 常にアクションを起こしたいわけではない

　死にたい、自分を傷つけたいという気持ちが表面化している患者さんでも、常にそのアクションを起こしたいというわけではありません。気持ちはあっても、すぐに遂行するのではなく、何らかのきっかけがあり遂行することも少なくありません。例えば、リストカットを繰り返す患者さんの場合、イライラしたときやうまくいかなったときなどに、リストカットをすることによって気持ちを昇華させていることがあります。

　うつ状態で死にたいと思っている患者さんの場合、ひどい抑うつ状態のときよりも、うつ状態の回復期にさしかかってきたときに起こることがあります。これは、うつが強いときは常に死にたいと思っていても、身体も思考も思うように働かず、実行することができないからです。逆に、回復期になると自分の置かれた状況を現実的に考えられるようになるだけではなく、自殺を遂行するための手段を考えたり、それを行動に移すことが可能になるためです。また、身体症状の強いうつ状態の方は、心身の不調をひどく悲観してしまい、行為に至ることがあります。バッドニュース（本人にとって悪いお知らせ）に直面することや、病期の移り変わりの時期や身体的苦痛が強くなるときなどは、患者さんが自傷行為や自殺企図を遂行するきっかけになり得ることだと意識し、対応することが望まれます。

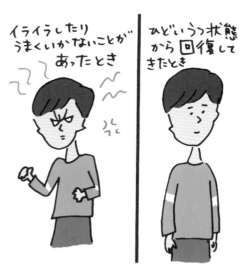

イライラしたり
うまくいかないことが
あったとき

ひどいうつ状態
から回復して
きたとき

自傷行為のきっかけ

● 看護者の声かけに対して怒り出す患者さんに対してもあなたのことが心配だとことばで伝える

　イライラしている患者さんのなかには、イライラの原因が自分でもどうしようもないことだとわかっている方もいます。どうにもならないことなのに、看護者が「どうしましたか？」と声をかけることで、自分の怒りを看護者に敵意として示したり、余計なお世話だと怒ったりするときがあります。これは、怒りの矛先（イライラの原因となった対象や出来事）をぶつける先がないために看護者に向けているだけであり、看護者に対して怒っているわけではないのです。

　どんな状態、どんな状況に置かれている患者さんであっても、「あなたのことが心配です」というメッセージは伝え続けましょう。また、いま私（看護者）にできることを教えてほしいと伝え、対応可能なことを試みましょう。

　なお、患者さんを心配するあまり、頻繁にもしくは一定時間おき（15〜30分間隔）にラウンドすることがあります。その場合も、患者さんを見張っているのではなく、患者さんが心配だから様子を確認しにきていることを繰り返し伝えましょう。

● 自殺や自傷を命じるような幻聴が聞こえてきた場合は、その内容を看護者に確認するように働きかける

　統合失調症の患者さんの自殺企図や自傷行為のきっかけとして、「○○さんに死ねとしつこく言われた」のように、幻聴に左右された結果、行動化してしまうことがあります。幻聴といっても、患者さんにとっては自分の耳元でずっとささやかれていたり、大声で怒鳴られていたり、様々です。実際に、そのように聞こえているわけですから、本当に恐ろしいことです。

　症状が一時的に強くなっている場合は、投薬等によるコントロールも必要です。ただ、普段からの働きかけとして、そのような声が聞こえてきた場合は、まず看護者にその旨を伝えるよう、繰り返し働きかけましょう。そして、そのような命令が聞こえてきたと訴える患者さんに対しては、その命令には絶対に従ってはいけないと繰り返し伝えるようにしましょう。少なくとも、断続的に聞こえている場合は、病状が悪化しているといっても過言ではありません。投薬の調整を含め、主治医と早めに相談することが必要です。

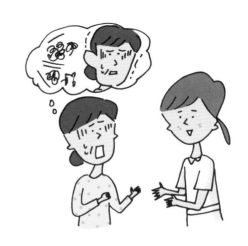

● 家族（友人）の面会で言い争いになってしまった患者さんをフォローする

　家族や友人の面会は、患者さんにとって気分転換になることもありますが、その逆もあります。特に、家族や友人に過剰な期待をしていた場合、頼んでいたもの（こと）ができていなかった場合や、悪い知らせを告げられた場合は、ひどく興奮し、自他の攻撃リスクが高まることがあります。そのため、面会時の様子を確認し、必要に応じてクールダウンを行うことは重要です。

　家族や友人が面会に訪れたときは、帰り際に今日はどんな様子だったのか、失礼でなければどんな話をしたのか、確認するようにしましょう。

- イライラしたことについて、患者さんの言い分をよく聞き、思いを共有しましょう。
- 自分を責める感情にさいなまれているときは、その思いをしっかり受けとめましょう。その一方で、「本当にそうだったのだろうか？あなたが相手の立場だったらどうしてそうしたと思うのだろうか」のように現実的な反証を促し、気持ちが落ち着くように働きかけましょう。
- イライラなど不快な気持ちになったときに、興奮して事を起こす前に看護者に表出できたときには、「よく言葉にできましたね。伝えてくださって、ありがとうございます。」などと肯定しましょう。

● うつ病の回復期にある患者さんとは、日ごろのやりとりから気になることをキャッチする

　うつ状態の回復期になると、それまで鉛のように重かった身体が軽くなり、動けるようになってきます。十分に食事の摂れなかった患者さんが食事を摂れるようになったり、入浴する気力のなかった患者さんが入浴したりすると、看護者は患者さんが回復してきたことに喜びを感じるものです。

　しかし、この時期は内在する希死念慮を行動に移すことのできる時期でもあります。おおよそ、主治医は希死念慮を確認し、今どのレベルにあるのかについて確認していると思いますが、看護者も患者さんとの対話のなかに次のような引っかかるフレーズはないかどうか注意深く聞きましょう。

- 希死念慮の表出
- 将来を悲観する言動
- 急に人生を振り返るような言動

また、家族など面会に来た方との会話内容を把握しておきましょう。なかには、病状が悪かったときの行動をしきりに謝ったり、後悔の念を伝えたりするときがあります。ご家族のなかには、これを病状が回復したサインとしてとらえていることがありますが、実際、患者さんにとっては逆のことを意味している場合があります。ただ、やたらと根掘り葉掘り聞くと、ご家族を不安にさせてしまうため、せめて、前回の面会時の様子と比べて何か変わったことはなかったかどうか確認してみるとよいでしょう。

● **身体症状の強いうつ状態の患者さんには苦痛の緩和を最優先にケア**

うつ状態の患者さんの多くは、身体症状を呈していることが少なくありません。これらの身体症状によって、患者さんは現実的な苦痛にさいなまれています。代表的な身体症状を以下に示します。

- ひどい疼痛
- いつもお腹が張っている（尿や便が十分に出た感じがしない）
- からだのしびれ、身のおきどころのなさ
- 眠れたという感覚がまったくない
- 身体感覚の不調和（味覚、嗅覚の著しい変化）

うつ状態の際に強い身体状態に悩まされている患者さんに対しては、まずは十分な身体的なケアが必要です。身体のひどい苦痛は、自殺を誘発することがあります。身体疾患の影響ではないとわかっていたとしても、できることを行い、患者さんの身体的な苦痛を緩和することに焦点を当てて支援しましょう。

自分を傷つける以外の方法で
対処できるよう支援する

自傷行為を繰り返す患者さんや自殺企図に至った患者さんの支援で大切なことは、患者さん自身が自分の身を守れるようになることです。自傷行為や自殺企図が切迫しているときは、医療者を含む第三者の手によって安全を守る必要があります。しかし、最終的には誰かによって守られるのではなく、患者さん自身が自傷行為や自殺を回避できるように支援していくことが重要なのです。具体的な方法としては、p.106のようなものがあります。そもそも、自分を傷つける行為は患者さんに加わったストレスへの対処行為の一つです。言い換えると、追い詰められるような状況に置かれたことへの反応です。ということは、追い詰められる前にどうしたらよいのか、追い詰められたときには

どうしたらよいのかを、患者さん自身が実行可能なレベルで身につけておくことが必要なのです。

● 自傷行為や自殺企図の言動に対して、価値判断をはさまない

自傷行為や自殺企図に至る患者さんの多くは、その行為自体に罪悪感や嫌悪感をもっているものです。個人や社会の道徳観を押しつけることは避けましょう。例えば、「お母さん（お友達）が悲しみますよ」というのは、何の抑止力にもならないばかりか、余計に悲観的にさせてしまうことさえあります。

一度自殺を企ててそれが完遂できなかった患者さんは、完遂できなかったこと自体に罪責の念を抱いていることが少なくありません。このような患者さんの場合、繰り返し自殺を企てる可能性があります。患者さんの思いや行動に価値判断をはさまず、行動の背景にある思いや感情をしっかり聞き、受けとめることを大切にしましょう。

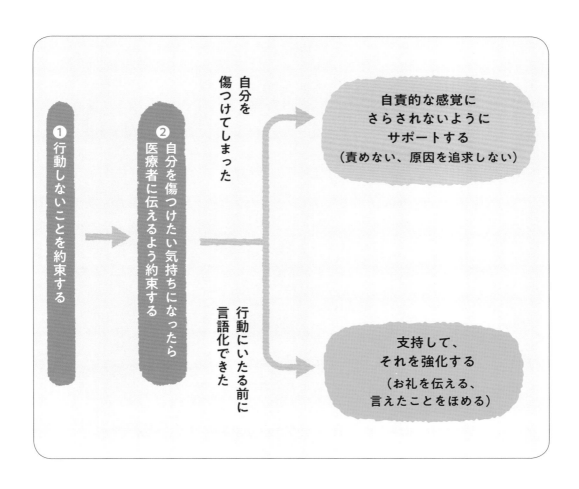

❶ 行動しないことを約束する

❷ 自分を傷つけたい気持ちになったら医療者に伝えるよう約束する

自分を傷つけてしまった

自責的な感覚にさらされないようにサポートする
（責めない、原因を追求しない）

行動にいたる前に言語化できた

支持して、それを強化する
（お礼を伝える、言えたことをほめる）

● 心配している気持ちを"I"メッセージ（一人称）で伝える

　患者さんが、自分を傷つけたり、傷つけようとしたりしていると、看護者の気持ちも揺らぎます。道徳観や価値の押しつけはよくありませんが、一人の人間として私は心配していると伝えることは大切です。

　例えば「○○さんが死んでしまったら、私はとても悲しい」とか、「○○さんが自分を傷つける前に、自分の気持ちを言ってくれて、私はうれしい（ホッとした）」のようなメッセージの返し方です。"I"メッセージであれば、患者さんの思いや行動に価値判断をはさむことが避けられます。

● 行動に移す前に言葉で伝えることを支える

　自傷行為や自殺を防止するために最も大切なことは、自分の状態を言葉で伝えられ、助けを求める言動がとれることです。「なんかモヤモヤする」「もう死んでしまいたい」など自分の今感じていることを、第三者の誰かに伝えられたら、行為に至る前に働きかけることができるのです。

　実行可能かどうかはさておき、まずは、行動化しないことの約束からはじめましょう。そして、行動化しないために、死にたい（自分を傷つけたい）気持ちになったら、それを医療者（看護者）に、まず伝えるよう約束してもらいましょう。ただし、約束をしたとしても、患者さんは自分を傷つけたり、自殺を企ててしまったりする場合があります。患者さんがさらに自責的な感覚にさらされないような医療者の姿勢が大切です。また、実際に患者さんが行動に至る前に言語化できた場合は、「伝えてくれてありがとう」などと応えてそれを強化しましょう。

　また、自傷行為を繰り返す人や希死念慮をもつ人とのコミュニケーションの方法として、患者さん自身に自分の気持ちの評価をしてもらい、それを言語化することも有用です。例えば、朝のラウンド時、あいさつを交わしながら、いまの自分を傷つけたい感覚（死にたい気持ち）は10点中何点なのかを確認するとよいでしょう。また、点数により対処方法を設定しておくことも大切です。

● 気持ちを収めるための対処策を一緒に考え実行する

　患者さんが追いつめられて行動化してしまう前に、気持ちが収まるようなサポートも大切です。症状マネジメントとして対処策を患者さんと一緒に練ってみることも一つの方法です。

　前ページでも示したように、患者さん自身が自分の気持ちを評価し、言語化することは、自己を客観的にみることであり、行動化を自身で抑制するうえで大切です。

　例えば、評価は10点満点とし、今すぐ何かしそう＝10点、今は大丈夫＝0点とします。そして、得点に対応する形で対処策を設け、その得点に応じて患者さんが実行する

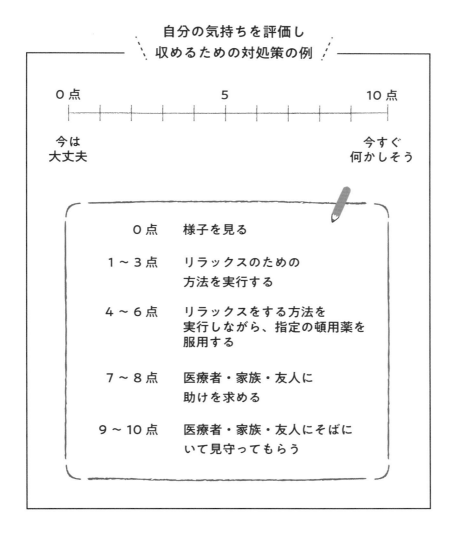

自分の気持ちを評価し
収めるための対処策の例

0点　　　　　　　　5　　　　　　　10点

今は　　　　　　　　　　　　　　今すぐ
大丈夫　　　　　　　　　　　　　何かしそう

0点　　　　様子を見る

1～3点　　リラックスのための
　　　　　方法を実行する

4～6点　　リラックスをする方法を
　　　　　実行しながら、指定の頓用薬を
　　　　　服用する

7～8点　　医療者・家族・友人に
　　　　　助けを求める

9～10点　医療者・家族・友人にそばに
　　　　　いて見守ってもらう

という方法です。0点＝様子を見る、1～3点＝リラックスのための方法を実行する（音楽を聴く、温かいお茶を飲む、横になって何も考えず目を閉じる、安心できる人と話をするなど）、4～6点＝リラックスをする方法を実行しながら、指定の頓用薬を服用する、7～8点＝医療者・家族・友人に助けを求める、9～10点＝医療者・家族・友人にそばにいて見守ってもらう、などのように対処策を決め、実践することで次の悪い段階に進むことを予防できます。

　追いつめられているときは、自分のために何かするということをなかなか思いつきません。日ごろのコミュニケーションを通じて話し合い、一人ひとりの患者さんに合った対処策を検討することが大切です。

（畠山卓也）

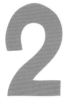

2 暴力・攻撃性（対他者）
うまく表現できない気持ちの爆発

症状がみられる主な疾患

統合失調症（p.60），双極性障害（p.64），アルコール依存症（p.68），認知症（p.78），パーソナリティ障害（p.81）

暴力・攻撃性のおさらい

暴力・攻撃性とは

　攻撃性とは、様々なストレスから自分の身を守るために、怒りや不満、不安などの感情を対象に向けて発散しようとする傾向のことで、誰にでもあるものです。

　暴力は、攻撃性が高まり、行動となって現れたものであり、身体的暴力のほかに言葉の暴力や、心理的ないやがらせ、セクシャルハラスメントも含まれます。暴力は、当事者だけでなく現場に立ち会ってしまった人にも、恐怖や罪悪感を感じさせたり、過去の体験を想起させ感情を不安定にするなどの影響を与えます。

暴力の発生要因

　暴力が発生する要因は一つではありません。環境要因・患者さんの要因・医療従事者の要因が相互に関係して起こるものです。

　環境要因には、【物理的要因】と【精神科病棟特有の要因】に大別されます。【物理的要因】には、「隣のベッドの患者さんとの距離が近すぎる、食事の席が密集しているなどプライバシーの少なさ」、「騒音や悪臭、不快な気温」などが挙げられます。【精神科病棟特有の要因】には、「閉鎖された空間であること」、「病棟ルールなどにより行動や所有物が制限されること」、「スタッフのマンパワー不足により十分なケアが受けられないこと」、「様々な病状の患者さんがいること」といったものが挙げられます。

　患者さんの要因には、「暴力によって支配されていた生育歴や過去の暴力歴」、「精神症状によって認知の幅がせばまり、誤った解釈をしやすい」、「非自発的な入院であること」、「アルコールや精神を刺激する薬物の使用下にあること」が挙げられます。

　医療従事者の要因には、「約束を守らない、手技が雑であるなど患者さん自身が尊重さ

れていないと感じる態度」「ダブルバインド（言葉で伝えたことと表情や態度が異なるなど、矛盾したメッセージ）、嫌みなど患者さんを混乱させやすい態度」、「患者さんに対する不十分な説明や、せかすような態度」、「不用意に患者さんとの距離を縮め、患者さんを脅かすこと」、「患者さんに対して挑発的な態度をとること」、「医療チームで十分に情報共有がされていないために、患者さんを混乱させること」、「立場の弱い新人看護師、女性、看護助手、学生」が挙げられます。

　これらの要因が絡み合い、患者さんがストレスに対処不能な状況に陥った場合、暴力は発生します。特に、暴力や攻撃性の矛先は、看護チームの中でも立場の弱い人に向けられやすく、うまく対応できない場合は、より深刻な状況に陥ることがあります。

暴力や攻撃性をもつ患者さんの特徴

　暴力や攻撃性をもつ患者さんには、以下のように様々な背景があることを理解しておくと心の準備もできて適切な対応をとりやすくなるでしょう。

　幻覚妄想状態、認知症などでみられるせん妄、不安や不満が高まっているようなときは、外部からの刺激に対する注意や集中が困難になり、物事を被害的にとらえやすく、看護者のメッセージを誤って解釈してしまう可能性があります。また、自分を攻撃してくるような幻聴や妄想が活発である場合、自分を守るための手段として暴力に至ることがあります。

　知的能力障害のある患者さんは、ストレス耐性が低く、言語的なコミュニケーションで十分に気持ちを表現できないことがあります。些細なストレスで興奮し、うまく気持ちを処理できずに暴力という方法で爆発させてしまうことがあります。

　躁状態にある患者さんは、ちょっとした刺激で気分が変動しやすく、攻撃性が高まりやすい状態にあります。度を越した行動が目立つこともありますが、頭ごなしに注意してしまうと、その態度自体が患者にとって刺激となり、興奮し、暴力へとつながってしまうことがあります。

　また、要求を察してもらうことを求める患者さんにも注意が必要です。特によい・悪いといった二極的な白黒思考の傾向があり、要求を自分で伝えるのではなく、相手が察することを求める傾向が強いと、不満をため込みやすく、急に態度が変わったように攻撃に転じることがあります。自分にも他人にも厳しく、きゅうくつな生きづらさを抱えていることもあります。

　それから、暴力という方法がその人が自分を守るための対処行動として出来上がってしまうと、ストレスを受けたときに暴力を繰り返しやすくなります。本人にとって、そのような表現方法しかできないことで人間関係でのやりづらさを感じていたり、看護者とうまくいかなかったり、わかっているけどどうにもできない自分を卑下し、投げやり

妄想から自分を守るために暴力をふるってしまうことも

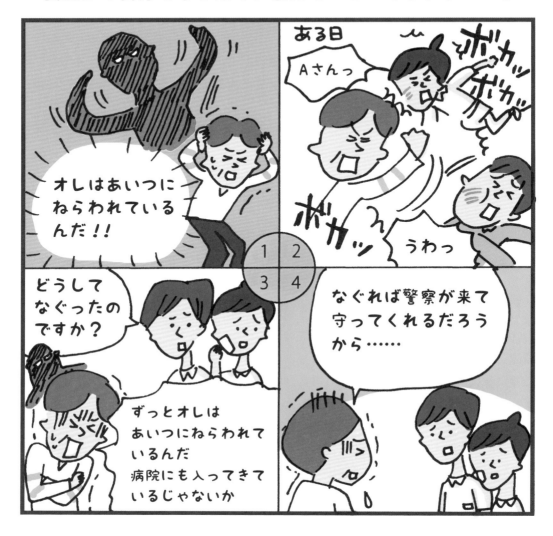

な気持ちになったりという苦しい状況にある場合も少なくありません。

　あるいは、自尊感情が低いと、些細なことでも責められたと感じ不安を抱きやすく、不安や劣等感をより立場の弱い者への暴力という形ではき出してしまうことがあります。患者さん自身もより立場の強い者から暴力を振るわれてきた経験がある場合は、暴力が連鎖となっていることもあります。自分自身を大切にする気持ちが育たなければ、他者を大切にすることも困難です。

　まとめると、以下のような特徴がみられるといえます。

- 精神症状が活発であり、外界に対する捉え方がゆがんでいる。
- コミュニケーション能力が低く、要求や感情をうまく言葉で表現できない。

- 躁状態にあり、些細なことでも興奮しやすい。
- 要求を「察して」もらうことを求める。
- 過去に暴力のエピソードがある。
- 自尊感情が低い。

患者さんへのコミュニケーションと看護ケア

◁ ポイント ▷

- 患者さんの調子のいいときにかかわり、信頼関係を築く
- 興奮しているときは、声のトーンを落とし、落ち着いた態度をとる
- 患者さんにフィードバックして、怒りのセルフコントロールを支援する
- 攻撃性がエスカレートしている患者さんには、複数名で対応する
- いつもと違う患者さんの様子は、スタッフ間で共有する
- 仲間が暴力にあったら、話す機会を作る

 ## ちょっとしたことを言い合える関係を作る

　攻撃性の元となる「怒り」の感情は、その前に不安や不満、さびしさ、いらだちなどの様々な感情があります。その根っことなる気持ちを表出しやすい関係を作りましょう。

● 調子のいいときの何気ないかかわりを大切にする

　暴力が問題となる患者さんの場合、「暴力的な患者」と敬遠してしまい、腫れものに触るようなかかわりになってしまっていることがありますが、普段のその人の状態をよく知っていなければ、いつもと違うという変化に気づくこともできません。調子が悪いとき、気持ちが爆発したときだけ濃密にかかわるのではなく、普段のかかわりの中で患者

さんとの信頼関係を築くことが大切です。

　患者さんに関心を寄せ、どんなことをして過ごすのが好きなのか、得意なことは何か、どんなことを頑張ってきたのか、大切にしているものは何かなど「その人らしさ」を把握できるようなコミュニケーションを大切にしましょう。また、時には、世間話のなかで、ユーモアを交えながら、その人の健康的で自然な側面（病気ではない部分）を引き出すように対話をもつことも重要です。

● **攻撃性について話題にする際は、患者さんのつらい気持ちを共有していく**

　患者さんが落ち着いて過ごしているときに、安心できる雰囲気の中で話してみましょう。例えば、患者さんの健康的な側面（やさしさ、他者への配慮の仕方など）を取り上げつつ、どういうときにイライラしたり、暴力的になってしまうのかを聞いてみるとよいでしょう。

　具体的なエピソードを取り上げ、暴力という行為を責めるのではなく、患者さんはどう感じているのかについて共有しましょう。

　「○○さん、普段はこんなに穏やかなのに、この前突然大きな声で怒鳴っていたから私びっくりしたんですよ。どんなことがあったんですか？」など、具体的なエピソードを伝え、攻撃性が高まっているときは、いつもと違う様子であったこと、それを見て看護師はどう感じたか、気持ちを伝えることで、患者さんの気持ちの表出を促すことができます。

　また、「あんなふうに大きな声を出してしまうことは今までもあったんですか？怒鳴っている○○さん、つらそうでした」など行為そのものの善悪を判断するのではなく、そのようにしか表現できなかった患者のつらい気持ちを共感しましょう。攻撃的になってしまうことで、今までどんな思いをしてきたのか、患者さん自身の困りごととしてとらえ、表出することができたら行動変容の第一歩です。

共感的な姿勢で
セルフコントロールの援助をする

　患者さんは、突然暴力的になるわけではありません。暴力の発生要因でも示したように、複数の要因が重なることで攻撃性が高まり暴力へと発展します。ストレスが高まっている状態にあることを患者さんが気づき、対処できるようになることを目指しましょう。

● 患者さんが不満を伝えてきたら、言葉で表出してくれたことを受けとめる

　入院生活についてや、他の患者さんについて、看護者の態度についてなど、ときには「そんなささいなこと…」と思えるようなことで対応にこまってしまうこともあるかもしれません。

　ですが、内容がどのようなことであってもまずは話を聞きましょう。「伝えてくれてありがとうございます」と言葉で伝えてくれたことについて受けとめます。そのうえですぐに対応できることなのか（例えば病棟設備の問題はすぐに解決できないこともあります）、もしもできないときはなぜできないのか、いつならできるのか、など見通しを伝えましょう。一方的に伝えるだけではなく、患者さんが納得することができたかを確認することも大切です。

● 患者さんが興奮しているときには、穏やかな口調・態度を意識する

　いつもより、口調が荒く、声も大きく、表情も硬く、イライラして怒鳴っているなど、興奮した様子のとき、患者さんは高ぶった気持ちのうずの中で、とても過敏な状態になっています。患者さんのセルフコントロールを取り戻すことができるよう、落ち着いた態度で接しましょう。

　まずは、患者さんの気持ちの高ぶりに巻きこまれないことが大切です。意識的に声のトーンを落とし、落ち着いた態度を心がけましょう。ここでは患者さんをそれ以上興奮させず、暴力という行動の段階に移行させないことが何よりも大切です。まずは患者さんの話を聞きましょう。何があったのか、今どんな気持ちなのか、患者さんの言葉での表出を促しましょう。言っていることが支離滅裂であったり、自分勝手に聞こえるような場合でも患者さんの行動をとがめたり、説得したりはせずに、淡々と話を聞きましょう。イライラしている気持ちや不安な気持ちを言葉にするだけで落ち着きを取り戻せる場合もあります。

　話を聞く環境にも注意を払いましょう。「こちらでお話を聞かせてください」などと刺激の少ない落ち着いた環境へ誘導したり、怒りの対象がはっきりとしているときは視界から遠ざけたりすることで落ち着くこともあります。看護者自身が怒りの対象になってしまった場合は、対応を代わってもらい、患者さんの気持ちが落ち着いてから対話をもつことが重要です。また、看護者の立ち位置も大切です。真正面に立つと対決姿勢を感じさせ、患者さんに脅威を与えます。可能であれば椅子に座るよう誘導し、患者と斜めの位置（90度の原則）に座りましょう。

● 「いつもと違う」ことを患者さんにフィードバックし、セルフコントロールの方法を一緒に考える

　話を聞き、少し興奮は収まってきたものの、怒りの感情は続いていて、ふつふつとし

ているようなとき、どうやったらコントロールできそうか患者さんと話し合ってみましょう。

「いつもより表情が硬い、怖い顔している」など、観察したことを伝え、患者さんがいつもと違う自分に気がつくことができるように促しましょう。「なんだかとっても我慢していそうで、見ていてつらいです」など思いやる言葉をかけましょう。

気持ちが爆発しないように自分でコントロールできそうかどうか、コントロールのために、今どんな方法ができるのかについて話し合いましょう。いつもはどうやって気持ちを落ち着かせているか思い出してもらう、看護者が少し付き添う、一人になれる静かな場所で過ごす、などの方法を提示し、選んでもらうのもよいでしょう。頓服薬を使用するのも方法の一つです。

● **攻撃性がエスカレートしているときは、無理をせず複数名で対応**

暴力行為のさなかにあるときや、話を聞いていて興奮がエスカレートしてくるようなとき、患者さんに対し直感的に恐怖や不安を感じるようなときがあります。そのような状況では看護者自身も冷静な対応はできません。

患者さんに対する恐怖や不安を感じているときは無理をしないことも大切です。看護者の感じる恐怖感は患者さんにも伝わり、刺激になります。落ち着いた態度で接することができる環境を整え、そのために人手をかけることは患者さんにとっても、看護者にとっても安全につながります。遠慮せずに助けを呼びましょう。

患者さんのためにも無理をせず複数名で対応を

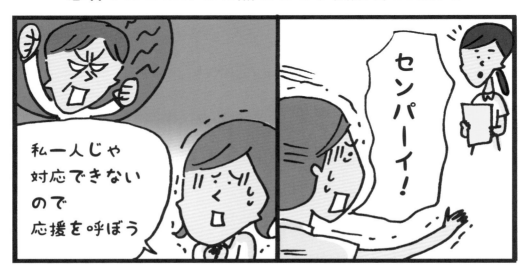

暴力が起きにくい環境を整える

　大切にされていないと患者さんに感じさせる看護者の言動は、相手の怒りを引き出します。自分が直接の被害者にならなくても、自分より立場の弱いスタッフ（女性・若年・新人・看護助手など）が被害者となってしまうこともあります。日ごろの患者さんへの対応について、チームで振り返り、お互いに気をつけることができるような機会を作りましょう。

● 患者さんを不快にさせている因子はないか、日ごろの対応を見なおす

　環境や病棟ルールの問題は、慣例だからと変えることをあきらめていたり、はじめは変だと思っていても時間が経つと慣れてきてしまい、あいまいになってしまうこともあります。患者さんにとって不快と感じるような汚染や悪臭、騒音、気温などの問題はないでしょうか。不要な我慢を強いている病棟ルールはないでしょうか。

　看護者はナースステーションに戻ることができますが、患者さんにとって病棟は治療の場であり、生活の場です。自分がここで生活をするとしたら、という目線で環境を見なおし、新人スタッフや異動してきたばかりのスタッフの意見を聞いたり、実習生や家族など外部の意見を聞いたりすることで、改善していきましょう。

● 待ってもらった患者さんへの配慮は忘れずに、言葉で伝える

　落ち着かない患者さんがいたとして、その人のケアにかかりきりになってしまい、他の患者さんを待たせてしまうことはないでしょうか。マンパワーには限界もありますが、大変なときなんだからと患者さんを待たせることが慣例になっていては不満もたまります。

　すぐに対応できないときは、なぜできないのか、いつならできるのかを患者さんが納得できるように伝えましょう。また、待たせてしまったことを謝罪し、待ってくれていたことに感謝の言葉を伝えましょう。

● いつもと違う様子を感じたときには、複数のスタッフで共有する

　申し送りやチームミーティングの際に、いつものその人と何か違う、表情が硬い、動きが活発になっているなどの変化について共有できていますか。タイムリーにかかわることで防ぐことのできる暴力もあります。

　「いつもと何か違うな」という感覚は、必ず複数のスタッフで共有しましょう。そうすることで、患者さんの周りで何か変化はなかったか（家族面接で口論になった、面会

の予定が先延ばしになったなど）、他の患者さんとの関係はどうか（最近Aさんと険悪になっているなど）、といった幅広い情報を活用し、対応策を検討していきましょう。

● チームの仲間が暴力にあったら、気遣ってそっとしておくのではなく十分に話す機会を作る

暴力にあってしまったとき、当事者はとてもショックを受けています。見た目にはわからないように冷静を装っていることもあるかもしれません。「自分のかかわり方が悪かったのではないか」とその時の対応を悔やみ、「実は患者さんと信頼関係ができていなかったのではないか」と今までのかかわり方についても自信を失ってしまうことがあります。

そんなとき仲間として、「痛かったよね」、「患者さんの症状だろうけどひどいよね」、「怖い思いしたよね」と、ねぎらいの言葉をかけてあげてください。話したくないのではないかと気遣い、そっとしておくのではなく、そのときの痛みや怖さ、悔しい思いを受けとめ、いつでも話を聞くことができるというメッセージを伝えましょう。

暴力を受けてもよい場面なんてありません。傷ついた気持ちを話す場があったかどうかは、対象の患者さんと向き合うことができるかどうか、似たような患者さんがいたときに向き合えるかどうかなど、その後の看護師としての働き方にも影響します。当事者のタイミングで、十分に話す機会を作ってあげてください。

（岡　京子・松尾眞規子）

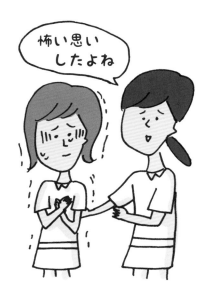

怖い思い
したよね

3 爆発性
収まりのつかない思いが瞬間的に拡散される状態

症状がみられる主な疾患

統合失調症（p.60），躁うつ病（p.64），アルコール依存症（p.68）

爆発性のおさらい

爆発性とは

　統合失調症の急性期や躁状態で表れる「精神運動興奮」を呈している患者さんは、刺激に弱く、衝動をコントロールできなくなることがあります。ささいなことにも感情が爆発してしまい、攻撃的な反応を示すときもあります。そのため、対応の仕方によっては、患者さんだけではなく、看護者を含む周囲の方の安全を脅かすことにつながる恐れもあるため、看護者には注意深い対応が求められます。

　また、脳（特に前頭葉）に器質的な問題を抱える方は、衝動性が亢進することがあります。特に、頭部外傷後にこのような爆発性がみられることがあり、家族など周囲の方は患者さん自身の思ってもいなかった反応に悩まれることも少なくありません。

爆発性をもつ患者さんの特徴

　患者さんにとって思った通りの展開にならないときやバッドニュースを告げられたときに爆発してしまう可能性があります。例えば、躁状態の患者さんのなかには、外出を希望する方がいます。躁状態のときには、たいていの場合、主治医によって外出の制限がされていることが通例です。そのため、看護者は、患者さんに主治医から外出の許可が出ていないために、外出はできないと伝えなければなりません。患者さんにとって外出することは喫緊の課題である

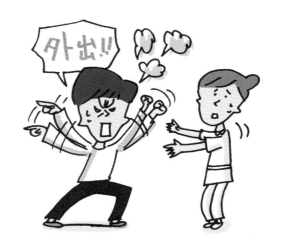

外出!!

ため、患者さんの意に添わないことを回答するときには、以下のように一工夫必要になります。

- もう一度、外出を希望するに至った理由を聞く。
- 現状、医師の指示により外出ができないことを伝える。
- 必要であれば、主治医から外出を許可しない理由について説明を受けられることを伝え、患者さんが希望すれば面談を設定する。
- 患者さんの事情を察したうえで、外出ができないことの歯がゆさや、やりきれなさについては受けとめる。
- 何とか協力してもらえないかとお願いしてみる。
- 場合によっては、先輩看護師に代わってもらう、病棟師長に対応を依頼するなどして、患者さんが受け入れられるようにかかわる。

患者さんへのコミュニケーションと看護ケア

> **ポイント**
> - 患者さんと話をするときは、安全を確保できる場所を選ぶ
> - 爆発してしまったら、かかわる人を代える、座って深呼吸を促す、患者さんの言い分を聞くという流れで対応し、落ち着いてもらう

 ### 患者さんと看護者の安全の確保

　同じことを何度も希望して、繰り返し断られ、納得がいかずにイライラしている患者さんや、躁状態のように焦燥感が高まっている患者さん、物質依存症の患者さんの離脱期は爆発性が高くなります。

● 爆発してしまいそうな患者さんには、双方の安全が確保できる場で複数名で対応する

　例えば、あらかじめ患者さんの怒りが爆発してしまうことが想定される場合、スタッフがすぐに応援に駆けつけることのできる場（ナースステーションに近い面談室、ドアが2か所以上あり緊急時の逃げ道があること）を選び、2名で（同クラスのスタッフよりも、自分よりも先輩のスタッフと一緒に）対応するとよいでしょう。多人数ではかえって患者さんが興奮してしまう可能性があります。必要なときにスタッフの手助けがもらえるように、「今からこういう事情で○○さんにお話ししますので、何かありましたら、応援をお願いいたします」と周囲に伝えておくことが大切です。

● 安全を確保するための場所の選び方

　興奮しているときは、周囲から受けとる刺激を取捨選択できず、パーソナルスペースが拡大します。周囲の人の話し声や笑い声などは、患者さんの爆発性を助長してしまう可能性があります。

　そこで、望ましいのは、落ち着いて座って話ができ、適度な物理的距離を確保できる、静穏な場所です。

　患者さんの居室が個室の場合は居室でも構いませんが、多床室の場合は面談室を用いるのが望ましいでしょう。面談室は、たいていの場合、テーブルを挟んで椅子に座れるように構成されているため、物理的な距離も保持しやすいというメリットがあります。

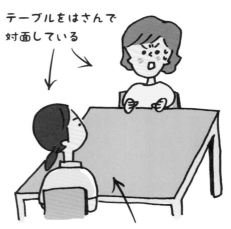

テーブルをはさんで対面している

テーブルの上には何も置かない

● 患者さんの周囲の関係に悪影響が起こらないための配慮

　目の前にいる患者さんへの対応はもちろんですが、回復した後の患者さんのイメージダウンを避けるためにも、周囲への影響に配慮してかかわるようにしましょう。

　患者さんが興奮している場面を見た周囲の人は、病状がそうさせているというよりも患者さん自身がそういう人（怖い人）だと、レッテルを貼ってしまうことがあります。加えて、周囲に人がいることで、患者さん自身が興奮している状態から引くに引けない状況になってしまい、最悪の事態へと移行してしまうことは避けなければなりません。そのため、面談室などの個室を用いることが患者さんにとって望ましいといえます。環

境設定によって回避できる問題は、策を講じて回避したいものです。

　前述の通り、患者さんが興奮したときにすぐに他のスタッフの手助けが得られるように、看護者の動線についても配慮する必要があります。患者さんが興奮したときに、手の届く範囲にあるものは投げつけてしまうことがあります。できるだけ、周囲にものを置いておかないようにしましょう。

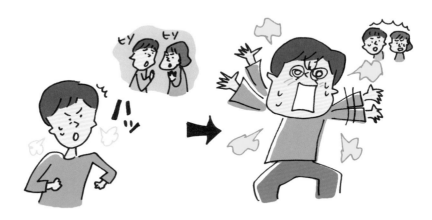

周囲に人がいると、引きさがれなくなってしまうことも

 ## 患者さんの立場になって話し合う

● 要望に応えられないときは、患者さんの立場に立ち、率直に伝える

　デパートやホテルで要望に応えてもらえないときに、相手も要望に応えられないことの残念さを表していると、仕方ないかなと思うことはありませんか。ルールや決まりに則って要望に応えられないのだとしても、一方的に伝えるのはよい対応とはいえません。自分が患者さんの立場だったら…、と一歩引いて考えてみることが大切です。

　ただし、率直に伝えるといっても、ものには言い方があります。患者さんの立場に立ったときに、一方的に自分の要求がはねつけられたという気持ちにならないように工夫しましょう。どんな場合であっても、次のことに留意するとよいでしょう。

- ホールなど人目につくところで興奮している場合には、面談室など静穏な場所に誘導する（場を変える）。
- 声のトーンは低く、ゆっくりと話す。決して早口で話さない。
- 患者さんの話はさえぎらない。早合点して、あれこれ口を出さない。

- 急に動いたりしない。急な動きは、相手が攻撃されると勘違いしてしまい、攻撃性を引き出すことがある。
- 患者さんの見える位置に手を出しておく。できれば手のひらが見えるようにする。何も持っていないこと、何も危害を加えないことを身をもって示す。
- 説得や議論は決してしない。あくまでも協力してもらいたいというスタンスを示す。
- 患者さんの要望には応えられなくても、思っていることや気持ちは受けとめる。なだめる。
- 人を代えて対応する。先輩看護師や役職者に代わってもらうことは有効。

● 落ち着いてもらうことに焦点を当て、患者さんと話し合えるようにする

病状や障害によって引き起こされた問題、要するに爆発してしまったことについて、しかったり、内省を促したりしても、効果はありません。少なくとも、爆発している最中は、何を言っても患者さんの耳には入らないと思った方が賢明です。これらは、薬物療法により、病状がコントロールされることによって徐々に目立たなくなっていきます。ただし、自分が言われてみて、びっくりしたことや、傷ついたことを伝えるのは悪いことではありません。タイミングをみて、伝えることも必要です。

爆発してしまった患者さんに対しては、まず落ち着いてもらうことに焦点を当ててかかわりましょう。かかわる人を代える、座って深呼吸を促す、患者さんの言い分（爆発してしまった理由）を聞くという流れに沿って対応すると、患者さんは、次第に冷静さを取り戻していきます。これらを実施したうえで、今後、同じような状況に置かれたときにどうしたらよいのか、屯服薬を服用する、深呼吸をしてから話すなど、具体的な対処行動を含めて、患者さんと話し合うとよいでしょう。その際も、看護者があれこれと提案するよりも、患者さん自身ができそうなことを、患者さんの言葉で表現してもらうようにかかわるとよいでしょう。

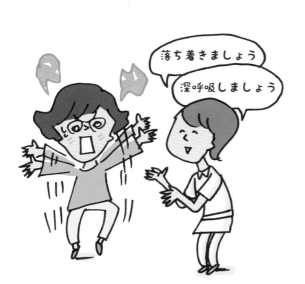

（畠山卓也）

4 昏迷
昏迷状態を呈する患者さんとのコミュニケーション

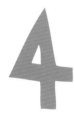

症状がみられる主な疾患

統合失調症（p.60），うつ病（p.62）

昏迷のおさらい

昏迷とは

　精神科でいう昏迷とは、意欲減退が進んだ結果、意志の発動がまったく停止してしまう状態のことをいいます。一方で精神科以外で用いられる昏迷は、器質的な原因により軽度の意識障害をきたした状態を表すため、用語の識別には注意が必要です。

患者さんの特徴

　昏迷は、統合失調症、うつ病、一部の心因反応で現れ、部分的に意志発動が低下した状態である亜昏迷を呈することも少なくありません。昏迷状態の患者さんは、意志の発動ができないため、患者さんの周囲の人は、当人が何を望んでいるのかがわからず、ともに困惑してしまうことがあります。食事一つとっても、開口することができず、患者さんが拒否しているのか、食べたくてもそれを表現できずにいるのか、看護者は読み取ることができないからです。しかし、患者さんは、意志の発動ができなくても意識はしっかりしており、外界からの刺激は受け取ることができています。要するに、患者さんは自分の身の回りで起こっていることを了解しているのです。

　冒頭にも記したように、精神科でいう昏迷と精神科以外（例えば救急医療）でいう昏迷とは状態像が異なります。一番の大きな違いは、意識障害があるかないかということです。精神科でいう昏迷は、意識障害を伴わないため、患者さんは外界からの刺激を受けとることができます。患者さんに対する周囲の方（家族・看護者）の何気ない一言や態度を患者さんはくみとることができるのです。

患者さんへのコミュニケーションと看護ケア

ポイント

- 患者さんは意志を伝えられなくとも理解しているので、ケアの際は説明と確認をしっかり行う
- 回復をあせらず、患者さんができないことは援助する
- 回復のプロセスを話して、家族が見通しをつけられるようにする
- 患者さんの身体を守るため、必要なケアに専念する

◯ 実施するケアの説明と、意志の確認は必ず行う

● ケアとして実施することは、必ず説明する

　患者さんは、意志を伝えられなくても、周囲の状況をしっかりと理解しています。患者さんにケアや処置を実施するときは、確認や声がけをしっかり行い、かかわるようにしましょう。このときの看護者としての姿勢が、後の患者さんとの援助関係に影響を及ぼすことがあるので、留意しておく必要があります。意志の確認ができなかったとしても、看護者として不用意な言葉を発しない、子ども扱いしない、説明を省かないなど、適切な言葉かけ、説明を行うようにしましょう。

● 執拗な意志の確認はせず、患者さんの反応に応じてケアを実施する

　昏迷状態の患者さんは、自分の意志を伝えたくても伝えられない状態です。患者さん自身ももどかしく感じているかもしれません。患者さんに何の確認もすることもなく、体に触れたり、ケアを実施したりすることはよくありません。

　少なくとも患者さんに確認は求め、そのときの反応はみるようにしましょう。例えば、「OKだったら瞬きを1回してください」、「OKだったら手を握ってください」というような簡単な動作で確認するという方法を用いるとよいでしょう。声をかけ、反応を待ってみて、フィードバックがないようであれば、必要なケアを実施しましょう。無論、患者さんからフィードバックがあれば、それに応えるようにしましょう。一方で、

昏迷状態の患者さんのケアは不安を覚えるが…

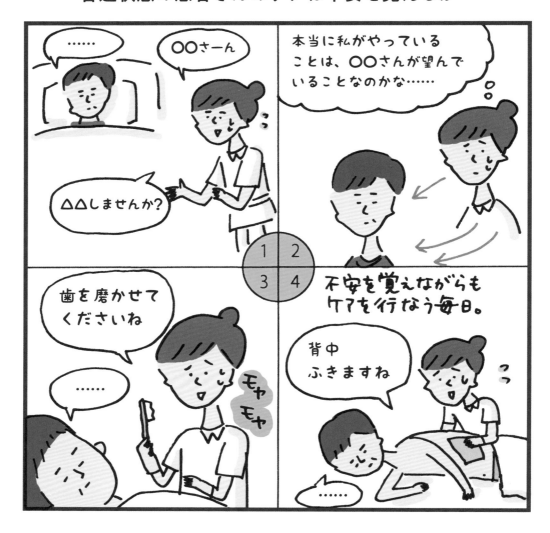

フィードバックがないときに執拗に確認することは、患者さんの心理的な負担につながりかねませんので、避けましょう。

　ここで事例を一つ紹介します。統合失調症で自殺企図歴のある患者さん。ある日、突然、失声し、日に日に行動を起こすことができなくなり、昏迷状態に陥り、そのまま入院になりました。入院時の患者さんは、玉のような汗をかき、身体は小きざみに震え、自分の意志を示すことも、動くこともできませんでした。

　そして、電気痙攣療法が1クール終了するころには、声は出なくとも、経口から水分が摂れるようになり、徐々に回復していきました。昏迷状態を脱した患者さんは、散歩中に次のように言っていました。

「いつも助けてくれてありがとう。私は全部覚えているんです。人は外見では判断できません。人当たりがよさそうだからといって、人は信じられないものですよ。あなたは、何の文句も言わずに、着替えをしてくれたり、身体をふいてくれたり、オムツを変えてくれたりしましたね。みんながみんなそういうわけじゃないんです。あなたにはとても感謝しているんです。本当にありがとう。」

　看護者は、患者さんからもらった言葉のおかげで、その後に出会った昏迷状態の患者さんに対して確信をもってケアに望むことができるようになりました。

 ## 患者さんの状態を考慮し、あせらず接する

● 看護者に起こるネガティブな感情（困惑・不安・疲弊など）を患者さんの前で表さない

　患者さんとの意志のやりとりの難しい状況や、何度声をかけても反応が得られないと、患者さんの身近にいる人や看護者は、困惑したり、不安にかられたりするものです。場合によっては、無力感に陥るかもしれません。患者さんへの期待が強ければ強いほど、それは顕著（けんちょ）に表れます。しかし、看護者がどんなにあせって、せかしたとしても、患者さんの状態は変わりません。淡々と、そしてしっかりと患者さんの生命を守るためにケアを提供し、回復を信じて待ち続ける姿勢が大切です。

● 患者さんが自然に行動できるよう、できないことはそっと援助する

　患者さんは、回復に向かってくるプロセスのなかで、少しずつ意志を表出したり、行動したりするようになります。このような段階に入ると、看護者も家族も、あれもこれもできるようになったのではないか…、と患者さんに一生懸命働きかけてしまうことが少なくありません。

　ただ、完全に回復するまではあせらず、できることは患者さんにしてもらい、できない（動かない）ことはそっと援助するという姿勢が大切です。患者さんは、依存しているわけでも、自分でしたくないわけでもありません。そうすることが望ましいと思っていても、自分ではうまく行動を起こすことができないのです。このような状況に患者さんが置かれていることを察し、自然に行動できるようになることを待ちましょう。手伝うことが、患者さんの依存を助長すると思わないことが賢明です。

患者さんの家族の心情を察し、助言を行う

● 家族の面会時、患者さんに対する言動に留意するように助言する

　家族は、何の反応も示さない患者さんに落胆し、感情的な反応を示すことが少なくありません。怒りや葛藤が医療者に向かう場合はよいのですが、家族のなかには、患者さんに対してネガティブなコメントを発する方もいます。

● 患者さんの状態を受けいれられるよう助言を行う

　家族の心情を察し、家族のかかえている心配、やりきれなさなどをしっかりと受けとめ、いまの患者さんの状態を受け入れられるよう働きかけましょう。具体的に回復する期間までは伝えられませんが、どのように回復していくのか、そのプロセスは伝えられます。家族が見通しをもてるように接しましょう。話を聞くときは、ベッドサイドではなく、別室でゆったりと対応した方がよいでしょう。腰を落ち着けて話を聞くほうが、家族も安心して話せます。

　また、患者さんに対して、丁寧に声かけしながら働きかける看護者の姿に、家族は安心するだけではなく、それがロールモデルのような影響を与えることがあります。口腔ケアなど、患者さんにとって羞恥心の少ないケアの場面などは、家族にも同席してもらい、可能であればケアに一緒に参加してもらってもいいでしょう。

　統合失調症であっても、うつ病であっても、緊張が強く、昏迷を示している患者さんは、一般的に身体的な危機にさらされているといっても過言ではありません。脱水や肺炎、褥瘡など様々な身体合併症を引き起こす場合があり、それが生命の危機に直結することがあります。この時期に優先すべきケアは、患者さんの意志の発動を促すことよりも、身体を守ることです。患者さんの身体状態を観察し、必要なケアを実施することに専心しましょう。

（松尾眞規子・畠山卓也）

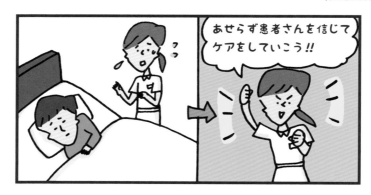

5 混乱
思考がまとまらず、刺激に適切に対応できない状態

症状がみられる主な疾患

統合失調症（p.60），うつ病（p.62），認知症（p.78）

混乱のおさらい

混乱とは

「様々な刺激が入り交じり、それに適切に反応することのできない、何がなんだかわからなくなってしまうような状態」のことを混乱といいます。混乱は、様々な精神疾患でみられます。特に、統合失調症やうつ病、認知症の患者さんでは比較的よくみられます。

混乱状態の患者さんの特徴

混乱している患者さんは、入力される刺激に対して適切に反応することができません。多くの場合、周囲も驚くようなことをするため、患者さん自身が混乱していることは容易にわかります。

一方、当の患者さんは、混乱していてどうしてそういう行動をしたのか、説明はできません。逆に、あれこれ聞かれたり、指摘されたり、止められたりすることで、より一層混乱してしまう場合も少なくありません。

病態によっては以下のような状態を示します。

- 統合失調症の急性期の場合は、思考がまとまらなくなり、行動の統制を失うことがあります。また、幻聴による命令により、どうしたらよいのかわからなくなってしまったり、逆に命令に従って行動してしまったりすることがあります。
- ひどい抑うつ状態を呈している場合は、冷静にものごとを考えることができず、罪業感や罪責感を伴い、オロオロしていて何もできなくなってしまうことがあります。
- 認知症の場合は、病状の進行に伴って失認・失行が表れ、本人よりも周りの人がどうしてしまったのかと不思議に感じるような行動（シャツの袖に足を通そうとする、食事の際に箸を渡すと遊び出すなど）が表れます。

ポイント

- 指示や説明は簡潔に、表情や仕草なども活用する
- 危険が伴うものが視界に入らないようにする
- 患者さんができることを見極めて、持っている力を発揮させる

◯ 説明は簡潔かつシンプルにする

混乱している患者さんは、丁寧に説明しても、理解し、行動できるわけではありません。必要なことは簡潔に行動を指示しましょう。

● 混乱している患者さんへの指示は、シンプルかつ「一つ」だけにする

患者さんは、刺激に対して、適切に反応することができません。そのため、わかりにくい指示は、患者さんの混乱をより一層強めることがあります。言語だけではなく、表情や仕草など非言語的メッセージも活用し、シンプルに指示しましょう。また、一つの動作が済んでから、次の動作を促すことも大切です（一文一行為）。例えば、食事の前の手洗いの場面で考えてみます。

①手を出すように声をかける
②ハンドソープを手につける
③手洗いの動作を示す
④一つひとつの動作を模倣してもらう（言葉よりも動作で）
⑤蛇口をひねる
⑥蛇口の近くに手を誘導する
⑦泡を洗い流す。手もみ洗いは、動作を模倣してもらう

これらは、一つひとつの動作で区切り、できる限り視覚から入る情報を通して模倣してもらうようにするとよいでしょう。

● 混乱している患者さんへの説明は、簡潔にする

動作の指示と同様に、一文一行為のつもりで伝えましょう。同時に複数の指示は避けましょう。

つまり、説明は簡潔にすることが大切です。看護者が患者さんのためだと思ってしっかり説明しようとしたり、逆に患者さんがわかっていないと思って、いろいろと伝えようと躍起になってしまったりするのは、得策ではありません。大切なのは、生活するうえで必要な行動が遂行されることです。

● 服薬の必要性を理解できない患者さんには、服薬動作を示すなど看護者に注意を向けるように働きかける

説明を理解できる状態なのか、難しい状態なのかを見極め、何を優先するのかを判断し、支援しましょう。

多くの場合、説明しても患者さんは服薬できないばかりか、むしろ混乱が強くなり、患者さんの表情もどんどんこわばってしまうかもしれません。看護者が一生懸命にどうにかしようと思えば思うほど、この状況は悪くなってしまいます。その結果、看護者は無力感を感じたり、徒労感に苛（さいな）まれたりするかもしれません。

患者さんに声をかけてみて、思った反応が返ってこない場合や、患者さんがその理由を伝えることができないときは、わかってもらおうとすることに躍起にならず、落ち着いて服薬できる方法を模索しましょう。

"薬を飲みましょう"というフレーズに反応できなくても、視覚情報（見ること）には応じられる場合があります。患者さんがどの情報に反応できるかを吟味（ぎんみ）しましょう。例えば、薬を口元にもっていき、看護者が開口する姿を見せると、看護者の動作をまねて開口してくれるかもしれません。この際、無理に口を開けさせようとしたり、無理に薬を口に入れてしまったりすることはよくありません。多くの場合、吐き出してしまうでしょう。時間をかけて、ゆったりとかかわることが大切です。また、看護者がゆとりをもって患者さんとかかわることができるように、服薬の時間を他の患者さんとは異なる時間（1日1回服用する薬であれば、人手のある日中のじっくりかかわることのできる時間）に設定する、もしくはすべての患者さんの服薬援助が終わってから行うなど、じっくりかかわることのできる環境を設定するとよいでしょう。

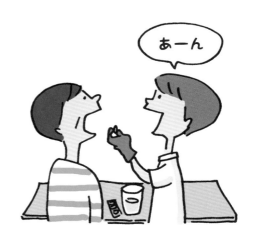

あーん

患者さんのペースに合わせ、対応の仕方を工夫する

　混乱している患者さんは、一度に複数の情報を処理し、対処することができません。そのため、看護者の思い描いている感覚と患者さんの感覚とはまったく異なるものだと思って間違いはありません。看護者自身が、患者さんのペースに合わせ、ゆったりとかかわるようにしましょう。

● 患者さんファーストの姿勢でかかわる

　患者さんにどのように対応したらうまくいき、どのように対応したら失敗したのかを、チームで細やかに情報を共有することが大切です。そのときに重要なのは、看護者側のかかわりやすさではなく、ケアの受け手である患者さんを一番に考えることです。患者さんファーストに考えられない看護チームは、患者さんに統一したケアを提供できず、個々の思いや考えで患者さんにかかわるようになります。個々人でかかわり方を変えることは、かえって患者さんの混乱を強めてしまう可能性があり、決してよいことではありません。

● 危険を伴うものは、手の届く場所や目につくところにおかない

　混乱している患者さんは、予測不能な行動を起こす可能性があります。シャンプーを飲んでしまう、乾燥剤を食べてしまうなどの異食や、意図しない自傷・自殺行為を回避するためには、患者さんが安全に過ごすことができるように環境を調整する必要があります。
　患者さんの安全を脅かす恐れのあるものは、患者さんの手の届く場所や視界に入るところに置かないようにしましょう。また、階段なども注意が必要です。突然飛び降りてしまうこともあります。患者さんの状態に合わせて、患者さんが安全に過ごすことができるように対応を工夫する必要があります。

●「患者さんにできることは何か」に敏感になる

　どのような患者さんとのやりとりでも同じなのですが、「患者さんにできることは何か」を把握することは大切です。混乱している患者さんであっても、何もできないわけではないのです。できることは何かを把握し、かかわり方を工夫することが必要です。
　統合失調症やうつ状態で混乱を示している場合は、精神状態の回復に伴い、混乱状態も回復します。日々の患者さんとのやりとりのなかで、患者さんの行動の変化に着目しましょう。今日できなかったことが翌日にはできる場合もあります。例えば、歯ブラシ

ボディソープとジュースをまちがえてしまうことも

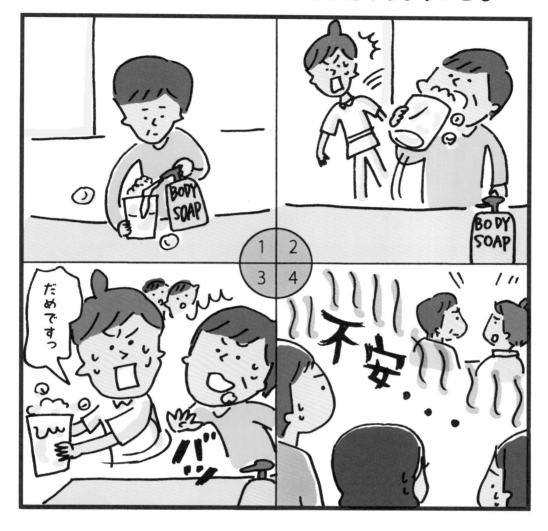

を渡してみて、歯磨きと行動が結びつく日は、介助の必要はありません。一方、結びつかない日は、行動は進みませんので、声をかけたり動作を示したりして、それでも行動を起こせない場合は介助する必要があります。

　認知症の患者さんの場合は、それまでに獲得してきた生活機能が少しずつ失われていきます。患者さん自身もできなくなってしまうことに苦痛を感じている場合があります。患者さんの自尊心が傷つかないように、できることとできないことを把握したうえで対応しましょう。少なくとも、なぜこんなこともできないのかと患者さんが思わないように配慮し、何でも介助するのではなく、持っている力が発揮できるように機会を設けることが重要です。

（畠山卓也）

1 躁病における躁状態
内的なエネルギーを発散する状態

症状がみられる主な疾患

躁うつ病（p.64）

躁病における躁状態のおさらい

躁状態とは

　「一定の期間、極端に気分が高揚してしまう」ような状態のことをいいます。

　躁病における躁状態では、まずは薬物療法によって、興奮している状態が鎮まり、冷静に物事を考え、対処できるようになる状態を待ちます。活動と休息のバランスが回復し、切迫した感じが消えると、患者さんはその人本来の姿へと戻っていきます。

患者さんの特徴

　この状態にある患者さんは、一見すると異常なまでにエネルギッシュであり、怒りっぽくなったり爆発性を伴ったりすることがあります。また、躁状態に伴う行動によって、対人関係上の様々なトラブルや、場合によっては社会的なトラブルに巻き込まれてしまうことも少なくありません。それから、患者さんの多くは、躁状態から回復したときに、躁状態のときの行動やトラブルを後悔したり、苦しんだりする可能性があります。

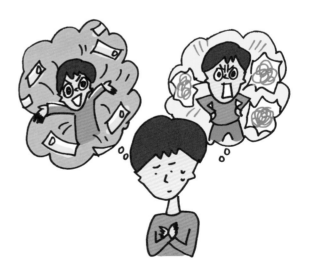

患者さんへのコミュニケーションと看護ケア

- 話を聞く際は、受けとめるに留め、意見を求められても議論しない
- 要求がたくさんあるときは、メモに整理してもらう
- 興奮が目立たなくなってきたら、休息を優先する
- 躁状態のときの振る舞いに関する話題は、時機を見て投げかける

◯ 患者さんの話は、受けとめることに集中する

　患者さんの多くは、自分の内から出てくる考え、感情などを誰かに聞いてもらいたくて切迫しています。今、このアイデアを世に知らしめないと世界が終わってしまったり、逆に自分が世の中から名声を得る機会を失ったりするかもしれないという強い切迫感を覚えていることが多いのです。そのため、話を聞く時間を設けることは、患者さんにとっては必要なものです。ただし、際限なくお話を聞くわけにはいきません。

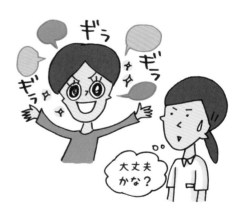

大丈夫かな？

● まずはよく話を聞く（話に口を挟まない・水を差さない）

　躁状態の患者さんの話を聞く際は、話を聞くことのできる時間を先に示してから、話を聞いている際には、できるだけ口をはさんだり解釈したりせず、うなずきながら内容を把握することだけに努めましょう。

　話の途中で時間制限を設けるのは、あまりよい対応ではありません。患者さんの側からするとがっかりする対応です。

● 迂闊に議論をせず、話を聞くことだけに留めておく

躁状態のときの患者さんは、他者から見ると無駄に思えたり、無謀に思えたりするようなことを話すことが多々あります。ときには、そのことについて、「君はどう思う？」と意見を求めてくることもあります。

このような場面では、迂闊に議論することは避けた方がよいでしょう。話のわからないやつだと思われるかもしれませんが、よほど慎重に言葉を選ばなければ、患者さんはさらに興奮し、激昂してしまうことさえもあります。

ですから、「〜と思っているんですね」「〜とお考えなんですね」「大変申し訳ございません。私にはよくわからないので、迂闊に◯◯さんのお考えに口を挟んではいけないと思っているのです。お話を伺うことだけはできます」のように伝え、話を聞くことだけに留めておきましょう。

● 約束は必ず守る（できない約束はしない）

躁状態に限らずどんな状態にあっても、患者さんと交わした約束は必ず守るべきです。ただし、日々あわただしい状況の中では、そうも言っていられない事情があることもわかります。患者さんと約束するときは、余裕をもって交わしましょう。

躁状態の患者さんの場合、先生の診察を受けられると思っていたのに、それができなかったことで、より一層興奮してしまうことも少なくありません。もしくは、看護者と話すつもりで待っていたのにもかかわらず、それがかなわなかったときに患者さんが味わう落胆や怒りは相当なものです。状態が落ち着いており、周りの状況に配慮できる人ならば、相談の余地はあるかもしれませんが、躁状態で切迫している人にとっては、理解を求めること自体、難しいのです。

そのため、約束は確実にできる内容に限ってする、また曖昧な返事は避けるようにしましょう。少なくとも自分以外の予定に影響を及ぼすような約束（主治医や他の専門職スタッフとの面談など）は、確実にできることがはっきりするまでは、期待をもたせるようなことを言ってはいけません。

● たくさんの要求がある場合は、メモに書いて整理してもらう

躁状態のときは、いろいろと気になってしまい、次々と思いがあふれ出てくるものです。あれもこれも受け付けないような対応は、患者さんを興奮させてしまい、逆効果になります。

患者さんが思ったことや言いたいことは、自身でメモに書いてもらい整理するように働きかけてみましょう。そのなかから、現実的で、すぐに対応できそうなことをピックアップし、かかわってみるとよいかもしれません。いろいろ出てくる思いや考えを、メモに整理するプロセスを通して、一緒に考えながら、できることを実現していきましょう。

現場でよくあがる声に、あんなに夜な夜なメモを書き殴っていたら、いつまでもよくならないのではないかという心配があります。案ずることはありません。ある程度エネルギーを発散し、また薬物療法の効果が出てくると、自然と落ち着きを取り戻すようになります。

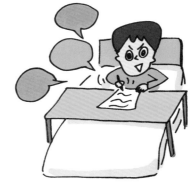

 ## 眠れる時間が増えてきたら、じっくり休めるように声をかける

患者さんの様子を観察していて、睡眠時間を適切に確保できるようになり、興奮する場面が目立たなくなってきたら、じっくり休めるように声をかけましょう。躁状態のときは、本人も気づかないうちにたくさんのエネルギーを消費しています。

● 働きかける内容は、必要最小限に留める

この時期は昼夜問わず眠っていることが多いため、声かけや援助などの働きかけは、食べることや、清潔を保つためのことだけに留め、薬の副作用をチェックしながら、休息が確保されるように見守りましょう。薬の効果が出始め、眠れる時間が増えてきたら、できるだけ休めるように働きかけることが先決です。失われたエネルギーが回復してきたら、自然と落ち着いた生活に戻れるものです。

 ## 躁状態のときの振る舞いに対しては、患者さんの人格を守ることを優先して対応する

● 回復したときに、患者さんにはつらい現実が待っていることがある

躁状態のときは、思考に混乱をきたしているため、その行動も突飛で奇異なことも少なくありません。そのエネルギーの高さから、とても目立って見えてしまいます。はじめてかかわった躁状態の患者さんが回復していく過程を目の当たりにしたときには、その劇的な変化にとても驚くでしょう。ただそのときに、借金を作った、不動産を購入した、暴力を振るわれた家族が絶縁を申し出ているなど、現実的に対応しなければならないことが待っている場合があります。

● 急がないことは疾病教育を行いながら対応する

クーリングオフなど早急に対処しなければならないことは、家族やケースワーカー、支援者等を交えて解決を図ることを優先します。しかし、病状が収まれば生活上困ることのない患者さんの振る舞いについては、積極的に持ち出す必要はありません。患者さんの状態によっては、それが強い自責感や罪業感、自殺企図に発展することがあります。

では、どんなときにお話をしたらよいのでしょうか。一つは疾病教育（心理教育）の際に、ともに振り返ってみることです。なぜ、治療を継続しなければならないのかについて考える際に、自身の身に起こっていたことを題材として考えることは大切です。

● 病気と人格は切り離して考えられるように働きかける

患者さんは、家族や周囲の人から聞かされる躁状態のときの振る舞いやそれに伴う感情に直面し、追い詰められている可能性があります。患者さんも家族も、病気と人格とを切り離して考えることができず、困惑しているのです。

病気についてお話するもう一つのタイミングは、患者さんが病状の悪かったときのことを気にしているときです。その際、大切にしたいことは、患者さんが悪いのではなく、病気が悪さをしていたこと、病気さえコントロールできていればこういう事態にはならないことを丁寧に共有することです。

躁状態に伴う患者さん自身の行動は、周囲の人の患者さんに対するイメージを大きく変えてしまい、それが本人の生きづらさにつながることも少なくありません。病気に焦点をあてながら、どうやって病気とつきあっていけばよいのかについて話しあい、治療に前向きに取り組めるように支えていきましょう。

（畠山卓也）

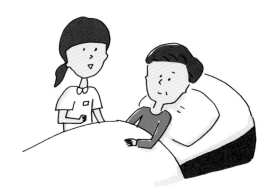

1 うつ病・躁病におけるうつ状態
うつうつとした気持ちに耐えている人

症状がみられる主な疾患

うつ病（p.62），躁うつ病（p.64）

うつ病・躁うつ病におけるうつ状態のおさらい

うつ状態とは

　人生の中で様々なライフイベントにより気分は変動しますが，通常は時間が経つにつれて，いつもの日常生活に戻っていきます。しかし，時間が経っても気分の切り替えができないときや，いつものことが億劫に感じてできなかったり，生きるのがつらくなったりする状況が長く続き，短期間で気分が回復しないときに様々な問題が発生します。

　患者さんは憂鬱な気分や落胆，やる気のなさの症状が途切れず，気分の落ち込みが長期にわたって持続し，程度も悪化していきます。そして，このような気分の状態が持続し，日常生活に何らかの支障が出ている状態になっているのがうつ状態であり，代表的な疾患としてうつ病が挙げられます。通常，うつ病の患者さんには抗うつ薬を使用しますが，躁うつ病の患者さんは気分安定薬を使用し，抗うつ薬は用いません。

抑うつ気分とは

　「気が滅入る」，「気分が落ち込む」，「憂鬱」，「悲しい」，「希望がもてない」，「さびしい」などといった患者さんの言葉で表されるものと，「暗く沈んだ表情」，「涙もろい」，「力のない口調」などといった第三者によって観察されるものとがあります。

うつ状態の患者さんの特徴

　一般的に，うつ病の患者さんは，「興味や関心が低下してしまい，何もする気力がわかない」，「重症化すると思考が停止してしまい，意思の発動が難しくなる」，「不安・焦燥感が高まったり，精神的苦悩が身体的な苦痛として表現されたりすることがある」，「強い希死念慮を伴うことがあり，回復期に行動を起こしやすい」といった特徴があります。

患者さんへのコミュニケーションと看護ケア

＜ポイント＞

- 高すぎない目標を患者さんと考える
- ささいな変化であっても回復の兆しを患者さんと共有する
- 治療と休養に専念できるように、患者さんや家族と相談する
- 患者さんと退院後の具体的な生活について話し合う時間を作る
- 羞恥心を伴うケアについては同性介助を原則とする
- 睡眠障害のある患者さんには夜間でも気軽に相談してよいと伝える
- 患者さんの負担になっているときは、面会の時間や頻度を調整する
- 希死念慮がある場合、抗うつ薬の使用中、特に治療開始早期、用量変更時に注意する

⬤ 安心感を提供し、関係性を構築する

　うつ状態にある患者さんへの看護ケアで大事なことは、患者さんに安心感を提供すること、患者さんとの関係性の構築を図っていくことです。

　入院当初の患者さんは看護者に何を話したらいいのか、何を手伝ってくれるのか、何を頼んでいいのかがわからず、ひたすら自分のどうしようもない気持ちやつらさを看護者にぶつけてきます。

　一方で、看護場面では、ご飯が食べられず、水分も思うように摂取することができずにふさぎ込み、つらそうにしている患者さんに、ケアを提案しても受け入れてもらえないことが続きます。看護者自身もどのようにかかわったらいいのか悩み、回避的になってしまいます。また、希死念慮が強い患者さんには、自殺をさせないことに看護者の関心が向きやすく、本当の患者さんのつらさを見逃すことがあります。

● 患者さんは先を見通すことができず、悶々としている

　患者さんは入院したことで安心感を得るわけではありません。先を見通すことができず、悶々と悩んでいます。まずは、患者さんの緊張を和らげ、話しやすい雰囲気を作りましょう。ざっくばらんに今の気持ちを率直に伺ってみるとよいでしょう。患者さんがこの入院で期待していることを聞いてみるのもひとつの方法です。患者さんはため息をついたり、投げやりな返答をしたり、はっきりとした反応が返ってこないこともあります。ですが、看護者は特に構える必要はなく、ゆったりとした会話の流れで構いません。わからないことはわからないと伝え、患者さんに聞いてみましょう。

● 自分から自己紹介し、そっと声をかける

　患者さんは病状によって、人とかかわることにわずらわしさを感じているかもしれません。患者さんがどうしようもない気持ちを看護者にぶつけてきたときは、患者さんの気持ちを言葉にして共有しながら、受容的に接しましょう。意見や不用意ななぐさめは禁物です。看護ケアのポイントとして、患者さんと課題に取り組むプロセスを大切にし、一緒に悩むことも大切です。そのように取り組んでいると、患者さんは、自分に関心を向けてくれている、自分を気にかけてくれていると感じ、SOSや体験を言いやすくなります。双方向でのやり取りを通して、お互いがどんな人なのかを理解し合いながら関係を構築していくのです。

　患者さんの本当のつらさは、実際に体験している患者さんしかわかりません。だからこそ、患者さんから、感じている苦痛・困難を教えてもらうことが大切です。患者さんがそのときの気分や感情を表現できるような雰囲気を作りましょう。また、看護者自身も一人で、患者さんのことを抱え込まないようにしましょう。かかわってみてしんどかったこと、気になったこと、やりにくかったことなど、不安なときは他のスタッフと相談しながら、みんなで患者さんのためのケアを提供できるように検討しましょう。

● 実現可能な目標を患者さんと共有する

　例えば、ご飯が食べられなくなった患者さんに、ご飯を全部食べるという看護目標を決めて働きかけても、患者さんは「ご飯もろくに食べられない人間になってしまった」と落ち込んでしまいます。患者さんの実情と看護者の期待が対立し、結果、期待が満たされずに看護者の無力感、徒労感が増すばかりです。高すぎる目標設定は患者さんの無力感を強めてしまうことがあるのです。

　また、看護者も思うようにならない患者さんに対して、看護者自身の無力感が伝わるのを回避したいがゆえに、あえてかかわりを避ける行動をとったり、ネガティブな感情を抱くようになったりして、患者さんとの援助関係が歪んでいきます。

　そうならないためにも、患者さんのセルフケアレベルに合わない非現実的な目標設定

は避けたいものです。

　例えば、洗濯をしたいけど考えがまとまらず、自力で行えない患者さんには、「洗濯物をまとめておくこと」や、「看護者と一緒に用意して、洗濯をする」といった目標を立てていきます。このように、身近な生活習慣の中から達成可能な課題を患者さんと考えていきます。

　小さなことでも患者さんがクリアできた、自分の意志で動いている、と感じることが大切です。このようなプロセスは、自分で自分のことを決め、自分でできるという感覚（自己コントロール感）の回復に影響します。

● 患者さんのかすかな反応を察知できるアンテナをもつ

　うつ状態の患者さんは否定的なことにしか目が向かなくなるため、自分のよいところに視点が向きにくくなっています。また、できていることや回復の兆しがあっても、患者さん自身は気づきにくいといわれています。いち早く変化を察知できるのは、周りの家族や患者さんの身近な存在である看護者です。患者さんが「えっ、そうかなぁ」、「これでいいんだ」と感じられるように働きかけていきます。

　声をかけた時の患者さんの反応や表情に違いが見られたときは、看護者自身が感じたことをそのまま患者さんに伝えてみましょう。ただし、看護者からのフィードバックが、患者さんにとって「押しつけられた」ような印象をもたれないように、患者さんの感覚を確認するようにしましょう。例えば、「今日はだいぶスッキリした表情ですね。○さんはどうですか？」のように、感じとったことをフィードバックしながら、患者さんはどう思っているのかを聞いてみるとよいです。

　また、看護者は入院してからの患者さんしかわかりません。普段の患者さんを知っておくことは、患者さんの回復具合を理解するための手がかりになります。病前の様子については、家族から聞いておきましょう。面会時の患者さんの反応や家族から見た患者さんの変化について教えてもらうことも参考になります。患者さんの変化はかかわったときの表情や会話量、ベッドから起き上がるときの動作、一日の過ごし方、周囲への関心のもちかたなど日常生活のあらゆる場面で観察することが可能です。

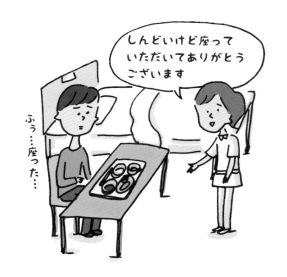

● ストレス要因を回避し、休息することも治療の一つであると説明する

　患者さんは「残してきた家族が心配だから家に帰りたい」、「仕事を途中で投げ出してきて、職場がどうなっているか気になる。やっぱり入院しなかったほうがよかったのではないか」と悩みます。

　「回避することは逃げているわけではないこと」、「回避することは決して悪いことではなく、適切な対処である」と、患者さんの決断は間違っていないことを保証します。そして、どのようなことが気がかりなのかを具体的に示してもらい、その気がかりに対して折り合いがつくように、妥協したり解決したりできるように話し合いましょう。説得ではなく、繰り返し「大丈夫である」と伝えることが大切です。

患者さんの現実的な課題を把握する

　うつ病になると様々な社会的損失が生じます。例えば、学生であれば成績の低下や休学、社会人であれば、就労能力・作業効率の低下や休職などです。

　長期的な入院となると、収入のことや、当面の生活費をどのように工面していくか、家事を誰に分配していくかを考えなくてはなりません。また、自分のやりたいこと、できていたことができなくなった無力感、喪失感を感じ、社会から求められていた役割が全うできなくなるのではないか、自分の拠り所にしていた場所に戻れなくなってしまうのではないかという不安、取り残され感を抱えています。

● 休息に専念できる状況なのか把握する

　外来通院だけではうつ状態の改善を図ることができず、「入院する」という決断に至る過程では、仕事や学校、家庭の役割に関する心配はつきものです。そうでなくとも、うつ状態によって患者さんは罪悪感を抱きやすく、自分が自分の役割を全うできないことに不安や焦りを伴います。

　何も考えることのできないほどの極度のうつ状態の場合は別ですが、入院時に患者さんや家族と仕事や学校、家庭内の役割などについて心配なことはないかどうか確認しておきましょう。患者さんのなかには、仕事用のパソコンや携帯電話を持ち込もうとしたり、実際に職場の人を呼んで仕事の話をしようとする人もいます。患者さん自身が大切にしていることは尊重したいところですが、これでは何のために入院したのかわかりません。患者さん自身では、職場や学校、介護などの調整が難しい場合は、主治医やケースワーカーの協力を得ながら調整していくことが一般的です。患者さんや家族と確認した心配事については、誰がどのようにすることで、当座をしのぐのかについて明確にし

ます。患者さんには安心して治療と休養に専念するよう、繰り返し、伝えましょう。

● 決断の時期は今ではなく、病気がよくなってからにするように伝える

　患者さんのなかには、職場や家庭に迷惑をかけていることに強く罪悪感を覚え、退職や離婚などを考えてしまう方が少なくありません。しかし、この時期は病状によって患者さんの思考や感情は正常に働いているとはいえず、決断そのものが正しいものだったとはいえません。

　一般的に、退職や離婚などの重大な決断は、病状がよくなってから行うものです。言い換えると、病状が悪いときは、重大な決断は棚上げしておくよう繰り返し伝えるようにします。

　回復期に入ったら、主治医や看護者と面接を行いながら、今後どのように生活していくのかについて対話をもつようにしましょう。職場や学校、家庭内の役割について負担を感じていたり、その役割を果たすことに迷いが生じていたりすることは少なくありません。安易に離れることを助言するのではなく、患者さんは自分の役割とどのように向き合ってきたのか、理想的にはどうしたいと思っているのかを確認しながら、今できることに焦点を当てて、気持ちに折り合いがつくようにかかわりましょう。その際には、周囲の協力を得なければならない課題もでてきます。患者さんが頼りにしている人やケースワーカーの協力を得ながら、進めていきましょう。

● 退院が近づき、患者さんの休職（または休学）期間の期限が迫っている場合

　うつ状態から回復し、生活が整ってくると、患者さんは少しずつ目の前の現実的な課題に直面します。退院と職場（学校）への復帰は必ずしもイコールではありません。患者さんは今の体調で生活ができるのか、復職が可能なのか、仕事を続けられるのか、または辞めたほうがいいのか、もう少し休職期間を延長したほうがいいのかと、退院や復職（または復学）のタイミングを考えるようになります。

　散歩や普段の何気ない会話の中で、退院後の具体的な生活について聞いてみましょう。もしも悩みを抱えていたり、こまっていることがあったりするようであれば、別途、面接室でお話を伺うとよいでしょう。

　話し合うときは面接室などプライバシーが守られた環境で、患者さんの仕事や生活での気がかりを、看護者自身が想像できるように質問を加えながら丁寧に話を聞いていきます。

　患者さんが日常生活や仕事で大切にしてきたことは何だったのか、これからも大切にしていきたいことは何かを聞きながら、今後、どのような準備が必要かを明確にしていきます。

　発症のトリガーとなったエピソードについても振り返り、患者さん自身の中で考え方

を変えられそうなことや、今後同じようなエピソードが起きたらどのように対処していくかを看護者と検討していきます。

なお、患者さんは「どうして家や仕事のことまで看護師さんに話さないといけないの？」と疑問を抱き、会話の内容は表面的で防衛的になってしまうかもしれません。そのときは、社会的なことも病状に影響すること、社会的な配慮・調整が、今後のうつ病の再発予防に大切であり、具体的に話し合う必要があると理由を説明します。

 うつ状態によって低下した日常生活行動を支援する

うつ状態は、患者さんの日常生活行動に影響を及ぼします。しかし、患者さんは「あれもできなくなってしまった」、「これもできなくなってしまった」と悲観的に考えてしまう傾向が強く、自尊心が低下してしまいます。看護者は、患者さんに影響を及ぼしている日常生活行動に働きかけますが、その際に患者さんが悲観的にならないように適切なフィードバックを行い、患者さんの病状が回復し、自分の生活を取り戻すまで支持的にサポートしていきます。具体的な支援の方法は、以下に解説していきます。

● **食事することに負担を感じている患者さんには、無理に働きかけない**

一般的に、うつ状態の患者さんは食欲が低下し、体重減少が認められることが少なくありません。加えて、患者さんによっては、「お金がなくて食費が払えないから食べることができません」というような貧困妄想が出現し、食べたいのに食事に手が付けられない場合もあります。

食べることは、生命維持に直結します。そのため、なかなか食事の進まない患者さんを目の当たりにした看護者は、食べてもらわなくてはいけないと焦りが生じます。看護者の焦りは、患者さんのプレッシャーになり、患者さんの心理的負担はさらに強くなってしまいます。

過度に食欲が低下している場合は、無理に促す必要はありません。しかし、患者さんがどれぐらい摂取できているのかについては、しっかり把握しましょう。下膳の際には、患者さんにプレッシャーにならないように、食事量を観察するとよいでしょう。十分な摂取量を確保できない場合は、栄養補助剤や点滴の実施により補給していきます。この時期は、看護者として患者さんに期待はもたず、淡々と対応することが重要です。

また、患者さんの好みや食べやすいものを選択することも一つの方法です。患者さんから好みを聞くことができない場合は、家族からの情報が役に立ちます。病院のルールを考慮しながら、家族や友人からの差し入れも活用しましょう。

コミュニケーションによるセルフケア支援

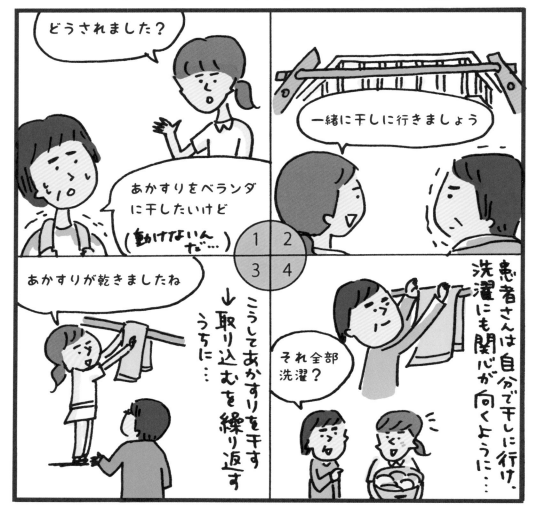

● **食事することに抵抗を感じている患者さんには、そばに付き添いながら安心して摂取できるように声かけをする**

　貧困妄想のある患者さんは、食べること自体が怖く、食事が進みません。この場合、空腹感は感じていることが多く、患者さんは食べたい気持ちと食べると余計に貧乏になり追い詰められてしまうという気持ちの狭間で葛藤しています。

　不安で食べられない患者さんに対しては、看護者が一緒に付き添い、対話しながら食事を進めることで摂取できることがあります。初めの一口を介助するだけで、二口目からは自分で食べることもあれば、常に「これは食べて大丈夫？たくさんお金取られな

そばにいることで安心して食べることができた

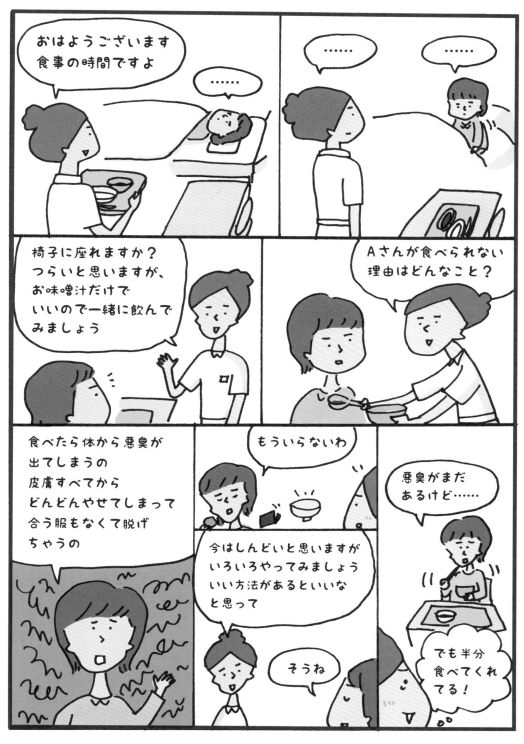

い？」のように確認を求めながら食べる方もいます。繰り返し、「大丈夫です」と伝え続けながら、患者さんが食べ終えるまで見守っていきましょう。また、しっかり食べることのできた場合は、快の感情（おいしい、満腹など）を引き出すだけではなく、その裏側にある罪悪感にも配慮し、「食べた」こと自体をねぎらいましょう。

　何度も同じことを患者さんが言うと、看護者の気持ちもうんざりしてくるかもしれません。しかし、患者さんにとっては、切実な心配であるため、何度も何度も同じことを確認するのです。淡々と、患者さんが安心できるように見守ることが大切です。

食べやすいものを選ぶことで負担軽減も

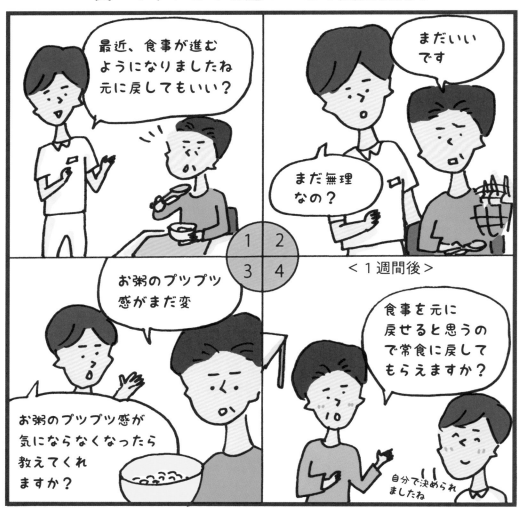

● 排泄や個人衛生に支障を来している患者さんへの対応

うつ状態の患者さんは活動量や食事と水分摂取量の低下、発汗や便秘などの自律神経障害の出現、抗うつ剤の副作用などから排尿困難や便秘が生じやすくなっています。動くこと自体が億劫なために看護者の付き添いが必要になったり、導尿や浣腸などのケアを受けたりすることも珍しいことではありません。また、病前にはできていた整容や清潔を保つための行動（洗面、口腔ケア、着替え、髭剃り、整髪、入浴、洗濯など）を実施することが難しくなります。これらは、うつ状態の改善に伴って、徐々に回復してきます。

患者さんのなかには、人の手を借りることに罪悪感やわずらわしさを感じてしまう方がいます。また、排泄や個人衛生に関するケアは、羞恥心にかかわり、「下の始末も自分でできなくなった」と否定的な受けとめ方をしてしまうことがあります。

大切なことは、「今はうつ状態のために、一時的に人の手を借りなければならないのであって、これがずっと続くわけではありません」ということを繰り返し伝えることです。また、「看護者は病気で一時的に自分でできなくなった生活行動を支援することが役割ですので、気にしないでください」と伝えるのもよいでしょう。

羞恥心を伴うようなケアについては、さりげなく声をかけることが大切です。言語でニーズを確認するだけではなく、非言語的（お腹を触っている、汗をかいている、口の周りが汚れているなど観察によって確認できること）に把握した状況をもとに、「〜しましょう」「〜を手伝わせてください」のように声をかけるとよいでしょう。うつ状態の強いときは、思考がまとまらないため、選択肢を伴うような働きかけ（〜しませんか）は、

つかず離れずの介助で自立を促す

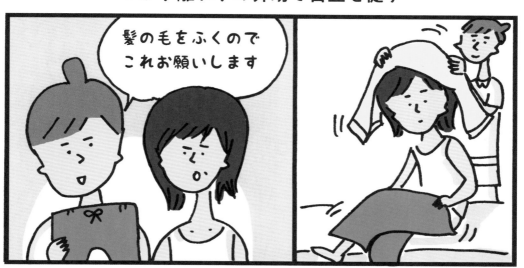

逆に苦痛を伴います。同性介助を原則とし、患者さんができるだけ気を揉まないように配慮することが重要です。

● **不安が強く、退行している患者さん**

　元々不安の強い患者さんは、抑うつ状態に伴ってさらに不安が強化され、退行してしまう場合があります。背景には、自尊心や自己評価が低いことが影響していると考えられます。このような患者さんとのやりとりでは、無理に自立を促そうとはせず、患者さんの行動の一部分を看護者が肩代わりしながら、患者さんにも一緒に行ってもらう（下部漫画参照）とよいでしょう。焦って、何でも自分でやらせようとすると余計に不安や退行が強まるので注意しましょう。

介助が必要なところを見極め、ピンポイントで支援

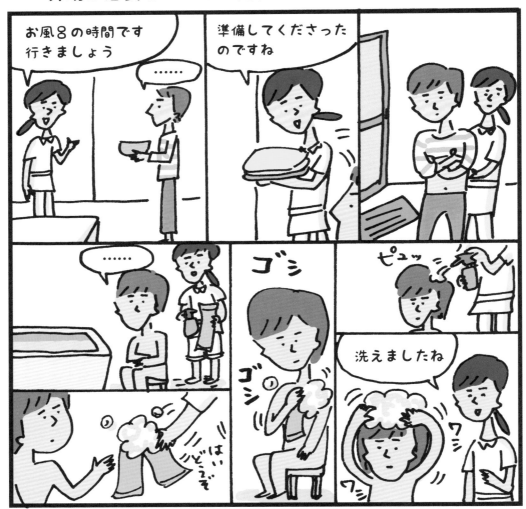

● 日内変動のある患者さんへの対応

　日内変動のある患者さんは、朝は気分の落ち込みが激しく、昼ごろになると幾分気分が楽になり、夕方になると「明日こそ元気になるかな」と前向きな気持ちになります。しかし、翌朝になると期待はむなしく、気分の落ち込みが激しい状態が続き、「また、調子が悪い。やっぱり自分はダメだな」と自己嫌悪に陥ってしまいます。

　体が重くて布団から出られない午前中は見守りつつ、午後に散歩や入浴などの予定を調整し、なるべく患者さんの負担にならないようにします。

　また、思考・行動の抑制がかかり、一日の過ごし方を組み立てられず、自発的行動をとりづらい患者さんには、看護者と一緒に今日の予定を考えてもらい、行動していきます。看護者は、次の予定や行動について適宜声かけをしながら、見通しをもって生活できるように働きかけていくのがポイントです。作業療法士と協力して、お互いの情報を共有しながら働きかけると、より効果的です。

● 睡眠障害のある患者さんへの対応

　うつ病の睡眠障害は、患者さんによって症状の表れ方が様々です。患者さんの睡眠パターンを把握し、夜の睡眠は頓服薬を使いながら睡眠の確保をしていきます。

　睡眠障害は時間をかけて回復します。ぐっすり眠るという高い目標よりも、「大体眠ることができた」、「途中で起きてしまっても全体的に睡眠時間が確保できた」と思える「ほどほどな目標」を設定していきましょう。

　患者さんは、誰かに手間をかけてしまうことや申し訳なさが優先され、相談することがうまくできません。特に、夜中から夜が明けるまでの真っ暗な時間帯に苦痛を感じるという患者さんが多いようです。また、客観的には眠っているように見えていても、患者さんの身体感覚では十分な熟眠感を感じられず、眠れないと訴えることもあるので、主観的・客観的な情報を統合して評価していきます。

　看護者は患者さんが起きていない限り、声をかけることはしないこと、横になっていて目を閉じていると、もしかしたら寝ているかもしれないので、看護者から声をかけづらいという事情を伝え、ナースコールなどで患者さんから相談してほしいと協力をお願いします。

● 対人交流に支障を来している患者さんへの対応

　うつの患者さんは、人と接すること自体がおっくうなので、誰かがそばにいてもじっと横になって過ごし、対人交流が乏しくなっています。患者さんによっては人から話しかけられたり、何かを頼まれたりしても「NO」と断るエネルギーもありません。また、仕事のことや家庭のことが常に気にかかるため、いつもソワソワしていて、休息をとることができない患者さんもいます。さらに、「自分のせいで家族が無一文になる」のよう

な妄想やそれに伴う行動により、家族を振り回してしまい、家族との折り合いが悪くなっているケースもあります。

　安心して過ごせるように対人関係のわずらわしさから解放できる環境を整えていきましょう。病室は一人でゆっくり休むことができるように静かな環境を提供します。多床室の場合は、カーテンを閉めてプライバシーを確保していきます。看護者は適度に関係をもちながら、患者さんが一人で休みたいときは見守っていきます。

● 希望しない面会や、ひっきりなしに面会がある患者さんの負担調整

　もともと交友関係が幅広く、深い関係のある人や家族ぐるみでお付き合いをしていた人にとっては、患者さんが入院したら、心配をするのは自然なことでしょう。しかし、一番に大切にするのは患者さんの休息であるため、友人や家族の気持ちは大切に受け取りながら、患者さんが治療に専念できるように努めます。家族間で面会についてどのように決めているのかも確認します。

　患者さんが自ら負担になっていると表出できる場合は、その旨を主治医や家族に伝え、面会の時間、頻度などを調整しましょう。

　自ら負担になっていることを表出できない患者さんの場合は、面会後のイライラ、表情の変化、夜間の睡眠状況などを総合的に判断し、面会が患者さんにとって負担になっていないか直接確認しましょう。実際に面会が負担になっていたとしても、応じないことへの申し訳なさを抱えており、ついつい無理している場合もあるからです。患者さん自身が負担になっていると感じている場合は、上記と同様にその旨を主治医や家族に伝え、面会の時間、頻度などについて調整しましょう。

　また友人・知人の方に対しては、自ら断りにくい場合があります。この場合は、友人・知人の方に面会をお断りする理由を、患者さんとあらかじめ相談しておき、看護者が代わりに対応するとよいでしょう。

● 希死念慮をもつ患者さんへの対応（p.99参照）

　自殺既遂の1/3は強い不安を伴ううつ病、双極性障害といわれており、うつ状態の患者さんに対しては、命に直結するほどの状況かどうかを確認する必要があります。自殺に追い込まれる人の心理は「自殺はいけない、迷惑をかける、やっぱり生きたい」というプラスの気持ちをもつ一方で、「自分は生きる価値がなく、何も役立たない、死ぬことしか考えられなく、どうなってもよい」などのマイナスの気持ちとの間で揺れ動いています。

　焦燥感が強い時期に加え、少し自分のことを客観的に評価できるようになった時期に回復には時間がかかることを自覚すると、このままで大丈夫なのかと不安になり、回復への焦りが強まります。薬物療法の効果発現に時間がかかることはわかっていても、早

面会が患者さんの負担にならないよう調整も必要

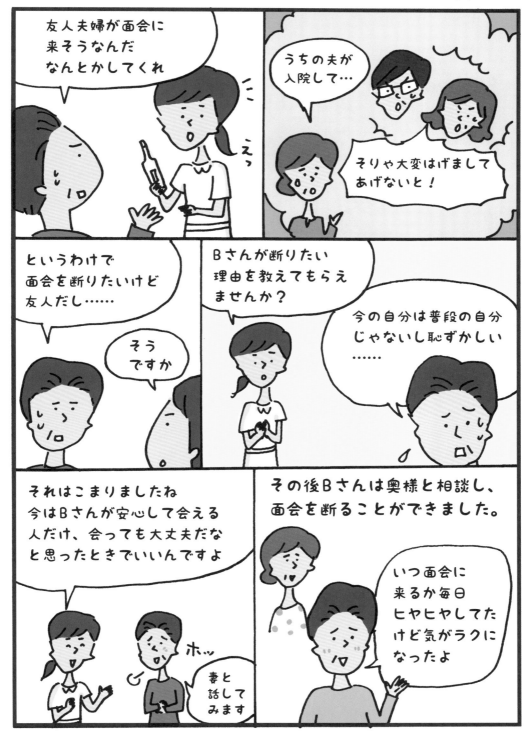

心配している気持ちを "I（アイ）" メッセージで伝える

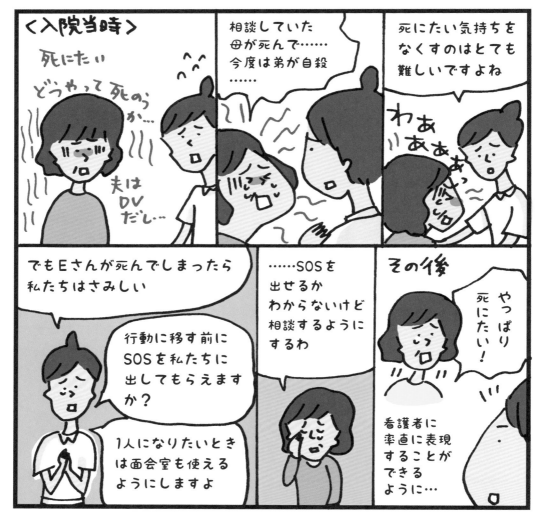

く回復したいという気持ちが先行します。

　うつの自殺の多くはうつの極期（きょくき）ではなく、症状が少し改善してきた時期に起こるといわれています。症状の極期には自殺を企てるほどのエネルギーがない状況ですが、症状の回復が見られはじめた時期に、行動を起こしやすくなります。そのため、入院時から、希死念慮の程度については確認し続け、回復期に突然自殺に至らないようにかかわることが大切です（p.99参照）。抗うつ薬の使用中、特に治療開始早期、用量変更時には注意が必要です。

　また、入院時は希死念慮の有無を必ず確認します。入院後は看護者が気になるサインを感じたときや行動範囲が拡大する時期、回復期など、折を見て確認します。

（関川薫・畠山卓也）

2 うつ病以外の うつ状態・抑うつ気分

様々な苦痛を経験している人たち

症状がみられる主な疾患

統合失調症（p.60），アルコール依存症（p.68），強迫性障害（p.73），パーソナリティ障害（p.81）

　他の疾患においてもうつ状態・抑うつ気分を併せもつことがあります。治療により、いったん改善してもぶり返す場合があるため、症状が軽減しているように見えても長い目で見てサポートしていくことが必要です。

他の精神疾患によるうつ状態・抑うつ気分の特徴

　うつ病以外の原因でうつ状態・抑うつ気分になっている患者さんには、その原因に応じて適切な対応をとることが重要です。

　統合失調症の患者さんは、発症初期や再発時、急性期の陽性症状が軽快したころに抑うつ状態を呈することがあります。内外エネルギーを消耗したような状態であり、十分な休息によって回復していきます。抗うつ薬は使用しません。

　強迫性障害患者さんにも、うつ状態を併発しやすいといわれています。強迫症状に悩まされた結果、うつ状態を合併します。

　また、パーソナリティ障害のある患者さんは社会や対人関係でうまくいかなくなると、自信がなくなり、落ち込み、うつ状態が現われることがあります。しかし、自分を責めるようなうつ状態ではなく、周りの人たちを責める気持ちがみられ、一般的なうつ状態とは少し違うのが特徴です。

　それから、アルコール使用障害のある場合も、うつ病との合併率が高く、自殺に至る率が高いと報告されています。アルコール使用障害患者さんの抑うつは、飲酒停止後早期から48時間の早期症候群（小離脱）で多くみられます。そして、断酒の継続中においても抑うつ気分や不眠・不安が出現し、抗うつ薬などで治療が必要となる場合があり、早期に支援者に助けを求めることが必要です。

● 身体疾患やその他の治療により生じるうつ状態・抑うつ気分

　身体疾患をもつ患者さんはうつ病の有病率が高く、逆にうつ病を合併することで身体疾患の予後を悪化させる因子となるといわれています。がんや神経難病などの、重篤な進行性の疾患に罹患すると、喪失に喪失を重ねるため、うつ病を合併しやすくなっています。また、甲状腺機能低下症の精神症状はうつ状態が見られる場合が多く、意欲低下などの全般的な精神活動の低下をきたしやすいといわれています。また、副甲状腺・副腎皮質機能障害においても抑うつが出現します。

　血管性認知症の場合、周辺症状として抑うつが出現しやすく、抑うつは脳梗塞後の精神症状の中で多いといわれています。

　月経、妊娠・産褥、閉経に伴う抑うつも出現します。特に、妊娠・産褥期においては、妊娠初期と妊娠中は不安や抑うつがありつつもおおむね安定していますが、産褥期になると抑うつを中心に様々な精神障害が生じやすく、産後の抑うつにおいては早期の専門機関のサポートが必要です。

　がん患者さんは病期にかかわらずうつ状態が現われる頻度が高く、それに伴って、患者さんは自身の苦痛に加え、生活の質の低下、治療継続性の困難さ、家族の精神的負担の増大など、様々な問題に大きく影響するといわれています。がん患者さんは不安や抑うつを自分の心の弱さと考えて、隠そうとする傾向にあるといわれています。がん患者さんの抑うつは死期を意識したり、仕事や役割を喪失したりすることで起こる悲嘆に伴うものであり、倦怠感（けんたいかん）や食欲不振などの身体症状も現われます。

　ここで身体疾患の影響で生じたうつ状態を具体的に想像できるように事例を紹介します（次ページ漫画）。一人暮らしの80歳代の女性Iさん。脊柱管狭窄症の手術を受けて退院したあと、希死念慮が出現。ひもを首にかけて絞首を図り、たまたま自宅に来た娘さんが発見し、未遂に終わりました。娘さんはIさんが再度自殺を企てるのではと心配し、Iさんは入院することになりました。

● 身体疾患の治療で用いる薬剤に起因するうつ状態・抑うつ気分

　身体疾患の治療で用いられる強心薬、降圧薬、強心薬、抗がん剤、抗潰瘍薬、抗結核薬、経口避妊薬などにより、うつ状態が出現する場合があるといわれています。

　特に、インターフェロンは投与直後に高熱を伴い、不眠・不安、焦燥の後に、うつ状態に発展する場合が多く、治療開始後4〜8週以内に生じやすいといわれています。治療が終わり、1か月以内に症状は消退する場合がほとんどですが、遷延（せんえん）する場合もあります。

● 看護ケアを行うために、身体疾患について知ることが重要

　身体疾患をもつ患者さんにケアを行う際は、まず身体疾患についての知識をもつこと

脊柱管狭窄症の手術後、うつ状態になった患者さん

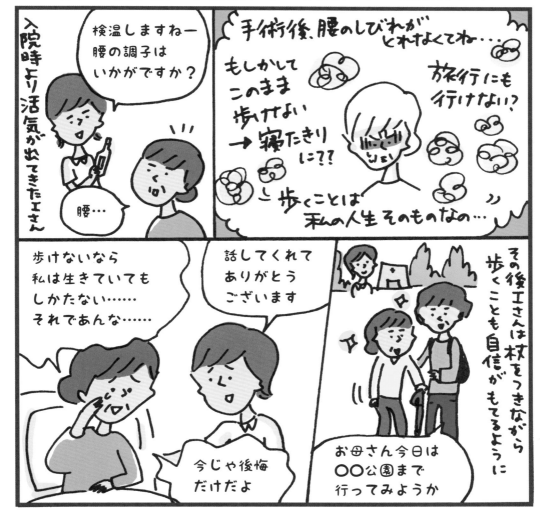

が必要です。身体疾患の種類によっても症状や治療、転帰が様々で、患者さんの社会的背景も違うからです。

　まず、身体疾患の治療薬によってうつ状態が引き起こされている場合は、薬剤の減量や中止、変更によって改善することがほとんどです。また、身体疾患に併発するうつ病の場合は、身体疾患の状態が改善することで、うつ状態も改善していきます。コミュニケーションのポイントは、うつ病におけるうつ状態の患者さんと同様に行って構いません。

　身体疾患の発症に伴い、強いストレスに晒され、うつ状態を呈した場合は、ストレス源となった状況や出来事に対して、患者さん自身が気持ちに折り合いをつけていく必要があります。患者さんが病気を知ることになったプロセス、患者さんの病気に対する知

識と受けとめ方、また、気がかりなことは何か、家
族や周りの反応を患者さんはどのように感じたの
か、社会的な配慮はされているのか、患者さんの
もっている力はどのくらいかなどを聞いていきま
しょう。患者さんの対処行動は、これまで患者さん
が生活のなかで経験してきたことが影響します。過
去のつらい体験を聞き、そのときの感情を検討し、
今回の病気をきっかけにどんな感情を抱き、困って
いたのかを検討していくのも有効でしょう。具体的
な看護ケアは、これまでに取り上げた要素を取り入
れて行っていきます。

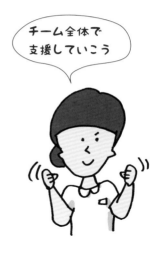

　身体疾患に関連したうつ病や抑うつ状態を呈した
患者さんは、精神症状の程度により、化学療法など、治療スケジュールの調整が図られ
ます。そして、身体的治療・身体面の看護ケアと並行し、精神面でのケアを行っていく
ため、スタッフ間の情報共有とチーム全体で働きかけていく姿勢が大切になります。

（関川薫・畠山卓也）

📖 参考文献

1 ）B. J. サドックほか編著. 井上令一監. カプラン臨床精神医学テキスト 第3版, DSM-5®診断基準の臨床への
　　 展開. メディカル・サイエンス・インターナショナル, 2018, p411.
2 ）野村総一郎ほか監. 尾崎紀夫ほか編. 標準精神医学 第6版. 医学書院, 2017, p178-186, 309, 329-331,
　　 334-336, 405, 482-487.
3 ）山崎智子. 精神看護学. 金芳堂, 2000. p188-196.
4 ）南裕子. 精神科看護の理論の実践. ヌーヴェルヒロカワ, 2010. p109-110.
5 ）高橋祥友. 自殺を防ぐ診療のポイント, 中外医学社, 2013. p29-63, 80-93.
6 ）宮崎和子監. 河野雅資編：看護観察のキーポイントシリーズ精神科Ⅰ, 中央法規, 2002. p35, 116-133.
7 ）宮崎和子監. 河野雅資編：看護観察のキーポイントシリーズ精神科Ⅱ, 中央法規, 2002. p42-49.
8 ）原田誠一監. 健康ライブラリーイラスト版　強迫性障害のすべてがわかる本. 講談社, 2015, p28.
9 ）山脇成人監. サイコオンコロジー　がん医療における心の医学, 診療新社, 1997. p175-182, 198-203.
10）市橋秀夫監. 健康ライブラリーイラスト版　パーソナリティ障害　正しい知識と治し方. 講談社, 2017.
　　 p14-15.
11）L. M. ゴーマンほか編著. 心理社会的援助の看護マニュアル　看護診断および看護介入の実際, 医学書院,
　　 1999, p101-113.
12）高久史麿ほか監. 治療薬マニュアル2018, 医学書院, 2018, p241-271.
13）姫井昭男. 精神科の薬がわかる本, 医学書院, 2019, p26.

第 V 章

特定の症状や
疾患に応じた
コミュニケーションと
看護ケア

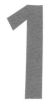

1 強迫観念
不合理だとわかっていても、悪循環から抜け出せずにいる人たち

症状がみられる主な疾患

統合失調症（p.60），うつ病（p.62），強迫性障害（p.73），パーソナリティ障害（p.81）

統合失調症（p.60），うつ病（p.62），強迫性障害（p.73），パーソナリティ障害（p.81）

強迫観念のおさらい

強迫観念とは

　強迫観念は反復的で持続的な思考、衝動、念慮、感覚であり、侵入的で好ましくないものとして体験するため、患者さんに強い不安や苦痛を引き起こします。患者さんはその不安や苦痛を和らげるために、強迫的な思考や衝動、念慮、感覚を、無視したり、抑制したり、他の思考や行動（強迫行為）を起こしたりします。

　強迫行為は、強迫観念による苦痛や不安を予防したり、緩和したり、打ち消すために繰り返す行動ですが、常に成功するとは限りません。強迫行為を遂行することで一時的に不安は緩和しますが、しばらくすると強迫観念による不安が増強し、再度、強迫行為を繰り返してしまいます。このように強迫観念が強迫行為を生み、不合理な考えが、より強くなっていく悪循環を繰り返していくのです。これらの観念や行為に費やす時間は1日1時間以上で、社会的領域、職業的領域、その他の重要な領域の機能障害を引き起こします[1~3]。

患者さんの特徴

　強迫観念のある患者さんの特徴は、以下の2点があげられます。

①やりたくないのにやらざるを得ない、止めたいのに止められずに苦しんでいる

　強迫症の患者さんは、強迫観念の不合理性を認識しており、強迫観念と強迫行為を望まぬ行動や「嫌だけどやらざるを得ない行動」として体験しているといわれています。

②対処の仕方は一人で抱えるタイプと他者を巻き込むタイプの2通りがある

　「自己完結型」の患者さんは強迫症状の対処や生活不安を一人で抱え込み、強迫行動も自分一人で行うタイプです。

「巻き込み型」の患者さんは、家族や身近な人に強迫行為の手助けをさせたり、自分の代わりに強迫行為をさせて働かせようとしたりして、強迫観念や強迫行為に伴う不安のはけ口として周囲の人たちを利用します。身近な人たちは疲労困憊し、自身の生活が保てなくなり、患者さんとの関係が悪化します。

患者さんへのコミュニケーションと看護ケア

　強迫観念をもつ患者さんとのかかわりで大切なのは、患者さんのつらさを理解し、看護者自身も考えや気持ちを言語化し、患者さんとやりとりしながら、回復を待つ姿勢です。そのため、強迫観念のある患者さんに対しては下記の点に焦点を当ててケアを提供していきましょう。

> ◆ ポイント ◆
>
> - 強迫観念による生活上のこまりごとを訊く
> - 患者さんの対処のしかたを教えてもらう
> - 症状が悪化しやすい状況を聞き取り、環境調整をする
> - こまりごとに入院生活中にどう対処していくか、患者さんと話し合う
> - 曝露反応妨害法を行う場合は、取り組もうとする患者さんの姿勢を支持する
> - 巻き込まれている家族には、休息を優先するよう支援し、そう伝えていることを患者さんに話す

 ## 患者さんの苦痛を理解する

　患者さんが、強迫観念をもちながらどのように生活してきたのかを教えてもらうことは、患者さんの抱える苦痛や生活上の支障を把握し、今後の支援の方向性を見出すことにつながります。看護者は、患者さんなりに考えて対処してきたことは効果の有無を問

わずに受けとめていく姿勢が大切です。このとき、看護者は患者さんの訴えに対して、批判的な判断や評価的なメッセージを出しすぎると、患者さんは自分のことをわかってくれないのではないかと思ってしまい、援助関係を形成しにくくなってしまいます。

　強迫性障害の患者さんは、自分のなかにわきおこる思考や感情に対して恐怖や罪悪感を抱いていることが多く、普段は必要以上に自分の感情を抑え込んでいることも少なくありません。また、「～しなければならない」自分に苦しみ、どうにかしたいと思っていてもその行動をコントロールできず、外見からは想像できないほど、イライラしたり、葛藤したりしているものです。そのため、一度感情が爆発してしまうと、本人も周りも手に負えない状況になりやすく、感情がコントロールできないことでさらに自尊心は低下してしまうのです。

　患者さんとの関係を結ぶうえでは、患者さんの特徴を考慮しながら、患者さんの自信を失わないように、徐々に接近していくことが大切です。焦って関係を作ろうとするあまり、患者さんの領域にツカツカと入り込んでいくようなやり方は避けた方が望ましいでしょう。

　コミュニケーションのポイントを以下に示します。

● 強迫観念に伴う具体的なこまりごとをできる範囲で教えてもらう

　看護者は、患者さんの生活がイメージできるように、こまりごとは具体的に教えてもらいましょう。しかし、強迫性障害の患者さんは、自分の症状を伝えられず、別の話題を自分の問題として話すことがあります。なぜなら、自分が病気であることを恥ずかしく思っていたり、同情されることをよく思っていなかったりすることがあるからです。そのため、患者さんにこまりごとを確認するときは、看護者がなぜ知りたいのか、その意図をわかるように伝えることが大切です。

　患者さんによって、強迫観念に伴う生活上の支障の程度は異なります。看護者は、患者さんの日常生活で時間をともにしながら患者さんの行動を把握していきましょう。

　具体的には、どんな出来事や対人関係が不安になるのか、外出や買い物でこまることはないのか、さらには、食事、水分摂取や服薬、トイレの使用、入浴でこまることがないか、他者との身体的接触については可能かどうかなど、患者さんの生活に即して把握します。

● 患者さんがどのように対処してきたのかを教えてもらう

　看護師は、患者さんの強迫観念や強迫行動を抑えられないでいるつらさや、患者さんなりに対処してきたことを教えてもらいながら、これまでの対処方法を理解することが大切です。対処行動には個人で完結する場合と、他者を巻き込み、長期間固定化している場合があります。主に家族やパートナーが巻き込まれの対象になっていること（次

自宅の階段から落ちてしまう強迫観念をもつ画家と家族

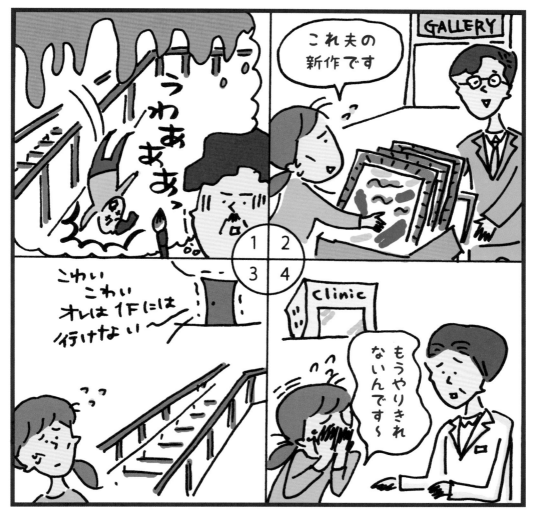

ページ漫画）が多いといわれています。

　具体的には、「生活をしていくうえで、工夫していることはありますか？」、「自分では
どのように感じていますか？」、「本当はやってみたいと思っていることを教えていただ
けますか？」、「周りの人に手伝ってもらっていることはありますか？」のように確認す
るとよいでしょう。

● 症状の増悪するエピソード（勉強、仕事、対人関係、家庭生活など）の把握

　患者さんに発症の時期と経過だけではなく、日常生活に支障の出た時期、増悪の程度を確認しましょう。きっかけとなるエピソードは様々ですが、多くの患者さんは、ストレス負荷が高くなると症状が増悪しやすくなります。

● どんなことで症状が悪化しやすいのかを把握し、今後の環境調整やストレス対処につなげる

　まずは、どのようなエピソードをきっかけに症状が増悪するのかを、患者さん本人に確認することが大切です。例えば、「最近、何か変わったことはありませんでしたか？」や「ストレスに感じるような出来事はありませんでしたか？」のように投げかけ、それについてどのように感じているか、具体的に聞いてみるとよいでしょう。しかし、援助関係が十分に形成されていない時期では、それを言語化することさえ、ためらってしまうことがあります。このような場合は、患者さんからだけではなく、家族にも話を聞くとよいでしょう。

　家族とのやりとりでは、患者さんの巻き込みに困惑したり、対応に疲弊したり、家族自身の生活が送れなくなったりなどの支障が生じていることについて語られるかもしれません。一方、家族のなかには患者さんに対し「単なるわがままではないか」と患者さん自身の問題だと思う人や、「自分の育て方のせいなのか」、「過去に相談されたことがあるが、軽くあしらってしまった親が悪いのではないか」など、家族自身が自責や後悔の念を抱いていることがあります（次ページ漫画）。看護者は家族の置かれている状況についてもよく話を聞き、患者さんと家族の間で何が起きているのかを、第三者の視点で把握するようにしましょう。

 柔軟な対応を心がける

　患者さんは入院生活という新しい環境に適応しようとしています。物的・人的環境がまったく違うため、これまでの強迫行動と違う行動を求められるからです。医療スタッフは患者さんが症状を抱えながらも入院生活が送れるように、柔軟な対応を心がけ、患者さんの意向に合わせていくことも必要になります。

● 生活上のこまりごとに対してどのように入院生活で対処していくかを患者さんと話し合う

例えば入浴時間やトイレの石鹸の使い方など、患者さんが抱えている入院生活上のこ

問題の背景に強迫観念があった患者さん

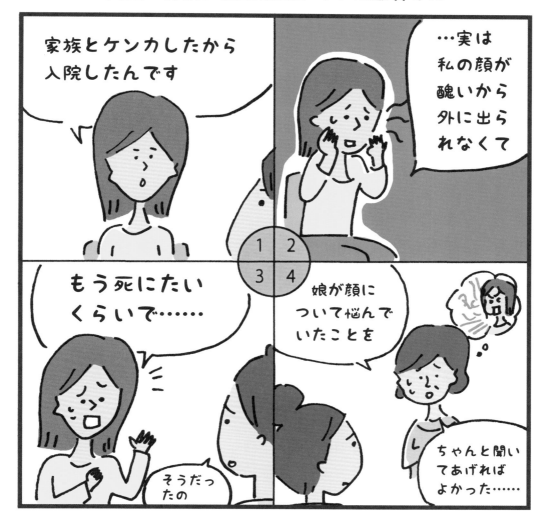

まりごとを共に考え、柔軟に折り合っていくことで、患者さんは入院生活に見通しがも
てるようになります。また、医療スタッフ間で情報を共有しておくことは、スタッフが
患者さんに統一した対応がとれるようになり、患者さんは余計なストレスにさらされ
ず、安心して過ごすことができます。

● **不潔恐怖のある場合は、非接触の体温計を使用するなど、できる範囲で工
夫をする**

　汚染されることを極端に嫌う不潔恐怖を伴う患者さんは、他者に身体や自分のテリト
リーに触れられることを極端に恐れます。例えば、患者さんのなかには、入院するな

り、何時間もかけて自分の気の済むまで病室の掃除をし、掃除以降は看護者に入室しないよう求める方もいます。そこまで極端ではなくとも、親切のつもりで患者さんのコップを届けただけで、感情を爆発させてしまうこともあります。一方、看護者をはじめ医療スタッフは、患者さんに触れなければならないこともあります。体温測定や血圧測定など、患者さんに触れるケアを実施する場合は、事前に患者さんの希望も確認しながら、援助を工夫する必要があります。

　入院した時点で、身体接触が苦手であることが判明した場合は、どんなことが大丈夫で、どんなことがいやなのかを、確認しておきましょう。とはいえ、入院している以上は、患者さんの健康管理を担うのが看護者の役割であり、患者さんに協力してもらわなくてはならないこともあります。やむを得ず、身体接触が必要となる場面を伝えておき、どのように対応することで患者さんの苦痛が最小限になるのか話し合い、スタッフ間で共有するとよいでしょう。なかには、薬包に看護者が触ってしまったことで服薬できなくなってしまう患者さんもいます。その場合は、どんな工夫をすることで患者さんが服用できるのか、一緒に考え、方法を検討しましょう。無論、曝露反応妨害法の一環として、患者さんが主治医と契約し、実行しなければならない行動に関しては、治療の一つとして実施しているため、優先されます。

● 強迫観念・強迫行為には干渉せず、病棟スケジュールと「ほどほど」に折り合いをつける

　患者さんの強迫行為は、それが常に患者さんにとって苦痛を伴うものであったとしても、他者に影響を及ぼすものと及ぼさないものとがあります。入院治療を必要とする患者さんは、強迫行為によって本来のスケジュールを遂行できないため、生活に多大な影響を及ぼす（通勤・通学できないなど）状況です。しかし、入院したからといって、急に病棟のスケジュールに合わせて生活することは難しく、逆に不安が高まってしまい、患者さんの治療意欲を損なう結果になってしまいます。

　入院間もない患者さんに対しては、まずは病棟のスケジュールを伝えたうえで、スケジュール範囲内でできそうなことを優先して合わせていくように共有しましょう。例えば、自宅で5時間かけて入浴していた患者さんに対しては、○時間（分）までならば対応可能なのか認識を共有することが大切です。また、患者

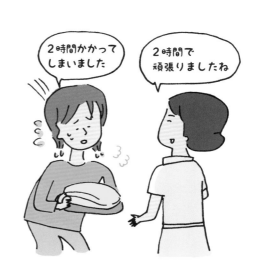

さんと共有した内容は、チーム全体の約束事としてかかわるようにしましょう。例えば、本来入浴は1時間以内に終えることになっているが、2時間までは可と約束したのであれば、約束の2時間が経つまでは、様子を見に行った（これも約束しておく）としても、声をかけたり、行動を止めたりしないことが原則です。強迫行為は、干渉されたり中断されたりすると、一気に不安が増し、余計にエスカレートして収拾のつかない状況に陥るため、注意が必要です。また、患者さんがチームとの約束に沿って行動し、頑張っていることについては、それをねぎらい、患者さんの治療意欲を高められるようにしましょう。

 ## 安心感のなかで治療に取り組み、日常生活が送れるように支援する

　強迫性障害の患者さんが入院に至る理由は、患者さん自身が今の状況を何とかしたいと思っている、もしくは、行動がエスカレートし、患者さんも家族も疲弊してしまったために休息が必要であると医師が判断した場合の2つに大別されます。患者さんによっては、気のすすまない入院に至ることもありますが、医師の「大変だったね」というねぎらいの言葉に安堵し、入院を決意するケースもあります。

● 患者さんをあたたかく迎える

　入院するということは患者さんにとって大きな出来事です。強迫観念をもつ患者さんの入院準備は、周囲の汚染を防ぐために時間をかけて荷物をまとめたり、忘れ物がないように何回も確認したり、数々の確認行為が必要になることがあります。電車のつり革に触わることが耐えられなかったり、周りの人たちの視線が怖かったりするために、普段は電車に乗れない患者さんが病院に向かおうとしていることもあります。医療チームはそういう患者さんの心情や入院までのプロセスの苦労をくみ取りながら、あたたかく迎え入れることが大切です。

● 症状に付き合いながら、ほどほどな距離感で見守り、支持し、後押しする

　看護者は患者さんの悩みを患者さんと同じ目線で考える姿勢をもつことが大切です。看護者の姿勢を感じた患者さんは自分の症状や生活上の悩みについて自然に会話ができるようになります。日々の検温や入浴の場面など、生活のなかで患者さんとコミュニケーションをとりながら、アプローチしていきます。看護者は、患者さんの取り組もうとしていることやささいな行動の変化に着目し、それを言語化することが大切です。

　入院することによって不安がより高まり、依存性を助長する場合もあるかもしれませ

ん。しかし、はじめから患者さんの依存性を全面的に受けとめない対応は、余計に病状を悪化させてしまう可能性があります。看護者には、患者さんの示す依存性の意味を考えながら、ほどよく悩みに付き添う距離感がもとめられます。

● 曝露反応妨害法を行う場合は、前に進もうとする気持ちを大切にする

　強迫性障害に対する行動療法の一つとして、曝露反応妨害法があります。あえて患者さんを不安反応にさらす手続きをとらせ、不安の程度を確認しながら不安や恐怖反応が生じても、その状況から回避しないようにする手続きを行動療法として実践するものです。

　治療開始当初は取り組みたい気持ちがあっても、汚染されたときの不安や恐れから、なかなか行動に移すことができない場合があります。または、初めは我慢できたことでも、ついには我慢しきれず、途中で断念してしまうこともあります。看護者は患者さんの行動の結果ばかりに着目するのではなく、患者さんが我慢できた時間や、そういう気持ちを看護者に伝えてくれたこと、すなわちものごとに取り組もうとする姿勢やプロセスに視点を向け、支持的にフィードバックをして、患者さんが「今度はまた頑張ろう」と思えるようにサポートしていきます。具体的には、以下のポイントに沿って支援しましょう。

- 看護者は、患者さんが行動しなかったという結果に視点を置くのではなく、行動できなかったけれども「取り組もうとした気持ち」に目を向け、苦手だけれども考えてくれたことを共有し努力を認めます。
- 看護者は、患者さんの巻き込みや依存性に注意して、慎重な観察と声かけをしながら、少しやってみようと勧め、患者さんの行動を後押し、必要であればそばにいて見守ります。看護者の見守りの中で行動し、大丈夫であることが確認できると、次第に一人で取り組む意欲がわいてきます。
- 一人で行動した際は、必ず声をかけ、振り返りを行います。できたことを支持し、自信につなげられるようにします。看護者による支持や保証は患者さんの安心感につながります。
- 不安の程度を点数化します。繰り返していくほど点数が下がっていくことを確認していきます。

● 患者さんなりの対処方法がある場合は、治療に差しさわりのない範囲で活用する

　患者さんの行動は、患者さん自身が体験する苦痛を軽減するために、長い時間をかけて確立してきたものです。そのため、その行動（回避行動）を修正することは困難が伴

います。治療方針にもよりますが、看護師は患者さんの行動の是正を促すというよりも、患者さんのペースを大切にしながら、可能な限り、患者さんが望む生活に近づいていけるようにサポートする姿勢が必要です。

　まずは、患者さんからこれまでの対処方法を教えてもらいましょう。治療に悪影響を及ぼさない不安の軽減方法であれば、それを活用することで患者さんは苦痛の少ない状態を維持できます。患者さんのうまくいったことのある対処法や健康的な考えや判断に対しては肯定し、支持することを積み重ね、患者さんの自尊心を高めていくことが可能です。

　患者さんの強迫行為のなかには、終わったこと（実施したこと）を確認したり、大丈夫だという保証を求めてきたりするものがあります。1回で済む日もあれば、不安の強い日は何度も同じ行動を繰り返すこともあります。このような他者を巻き込むような強迫行為は、他者を疲弊させてしまい、感情的な対応をされることで、患者さんは余計に不安が高まり、強迫行為がエスカレートしてしまうことも少なくありません。

　確認行為が頻発しているときは、行動を中止（中断）するように働きかけることは得策ではありません。しかし、患者さんの調子が落ち着いているときに、患者さんが何度も確認したり保証を求めたりすることで看護者はどのような気持ちになるのか伝えてみたり、患者さん自身も苦しくないのかについて確認してみたりしましょう。そのうえで、「確認しなければならない」気持ちになったときの対処方法について話し合い、実践するようにしましょう。

● これまでの出来事を振り返り、関係性の特徴について患者さん自身が考え始めるのを待つ

　患者さんは、行動として表れる症状に加えて、これまでの対人関係の悩みや生き方にまつわる葛藤を抱えています。入院環境下では、これらについて話し始め、これまでの生活を振り返ることもあります。患者さんの身近にいる看護者は、患者さんの抱えている悩みや葛藤を受けとめ、支援していく役割を担うこともあります。

● 患者さんの強迫観念が和らぐのを待つ

　患者さんに、強迫行為について「なぜ、そんなことをするのか」と理由を聞いても「汚いから、きれいにしたいから」などと有効な答えは返ってきません。看護者が「手は十分きれいだから洗わなくても大丈夫ですよ」と伝えても、患者さんには響きません。H.S.サリヴァンは、強迫症状態の治癒に関する医師の立場について、「じっくり待つだけの役」「じっと忍んで待つ恋の奴隷のような役」と表現しています。

　患者さんの身近にいる看護者ができることは、生活場面での援助を通して、患者さん

強迫行為には干渉しないで待つことも必要

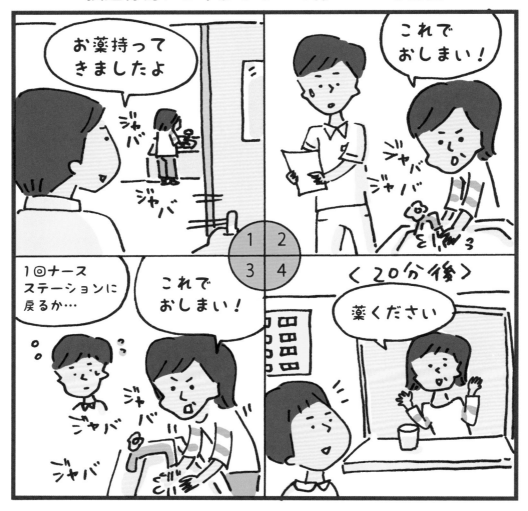

　自らが「もしかしたら○○だったかもしれない」のような気づきやささいな自身の変化を感じとることができるように言語を使って働きかけていくことです。

● 患者さんの強迫症状に巻き込まれている家族への支援

　普段の家族関係の情報や面会時の家族とのやりとりを観察し、患者さんの強迫症状とそれに伴う行動に家族が感情的になっていたり、生活に影響を及ぼされていないかどうかを把握しましょう。患者さんと家族双方の気持ちがぶつかりあい、感情的になっている場合は、それぞれの気持ちを確認することも重要です。

● 患者さんと家族との境界を明確にするために調整する

　まずは、家族をねぎらい、家族の生活が安定するように働きかけましょう。患者さんに対して罪悪感を抱く家族には、気持ちを受けとめたうえで、家族の休息を優先し、心身の回復を図ることが先決です。ただし、家族の休息が得られるようにサポートすることは、決して簡単なことではありません。患者さんの不満や不安が強くなったり、それが家族に差し向けられたりすることで、家族がさらに困惑してしまうことがあるからです。

　家族が休むことに不満を感じている患者さんに対しては、家族もそれぞれの生活があること、医療者が家族に休むように伝えていること、家族は患者さんを見放したわけではないことを繰り返し伝えるようにしましょう。

　また、家族が落ち着いて考えられるようになってきたら、家族には症状に関連した強迫行為の手助けを増やさないように助言するのもよいでしょう。家族との面会を頻回に要求されたときには、疲れたときには家族も休んでよいこと、面会の間隔を空けてもよいこと、患者さんには家族も疲れているということをはっきり伝えてもよいと説明し、状況に応じて家族の気持ちを代弁するなど患者さんとの間を調整しましょう。

（関川薫）

📖 **参考文献**

1）B. J.サドックほか編著. 井上令一監. カプラン臨床精神医学テキスト 第3版, DSM-5®診断基準の臨床への展開. p333, 469-488, 1576, 1583, メディカル・サイエンス・インターナショナル, 2018
2）成田善弘. 強迫性障害, 病態と治療. p5, 8, 9-15, 30-33, 36-40, 43-47, 71-81, 99-127, 134-137, 医学書院, 2002
3）野村総一郎ほか監. 尾崎紀夫ほか編. 標準精神医学 第6版. p245-248, 251, 253, 医学書院, 2015
4）髙橋三郎ほか監訳, 染矢俊幸ほか訳. DSM-5 精神疾患の分類と診断の手引き. 医学書院, p125-135, 2014
5）原田誠一監. 強迫性障害のすべてがわかる本. p11-30, 32-33, 56-61, 64-65, 71, 講談社, 2015
6）H. S.サリヴァン. 中井久夫ほか訳. 現代精神医学の概念. p134-137. みすず書房. 1976

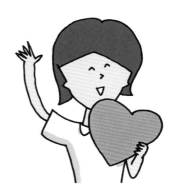

摂食障害（拒食・過食）
ついつい完璧さを求めてしまう

症状がみられる主な疾患

摂食障害（p.66）

摂食障害のおさらい

摂食障害（拒食・過食）とは

　食行動を中心に様々な問題が生じる病気です。単なる食欲や食行動の異常ではなく、体重に対する過剰なこだわりや、自己評価への体重・体形の過剰な影響など、心理的要因が根底に存在しています。摂食障害には食事をほとんど摂らなくなってしまう拒食症、極端に大量に食べてしまう過食症があります。

患者さんの特徴

　摂食障害の患者さんの多くは、自己評価が低く、妙に生真面目な人が多いのが特徴です。特に、制限型の摂食障害の患者さんの場合、食べることは体重が増えることであり、食べることそのものに恐怖を感じているため、食にかかわる働きかけに対しては、患者さんは葛藤や苦痛を伴います。自己評価が低く、猜疑心が強い特徴をもつ摂食障害の患者さんとのコミュニケーションにおいては、葛藤を伴う食行動以外の場面での働きかけを通して、患者さんの自己肯定感を高められるよう働きかけたり、患者さんの行動結果を評価する者としてではなく患者さんを手助けする人（サポーター）として患者さんに認識してもらえるように関係を結ぶことが重要です。

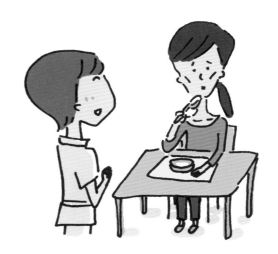

患者さんへのコミュニケーションと看護ケア

━━━━━━━━━━━━━━━━━━━━━━━━━━━

ポイント

- 患者さんの気づかいなど、食べること以外の場面での長所をフィードバックする
- 患者さんの努力を認めつつ、それにとらわれすぎないように働きかける
- エネルギーを摂取して身体を守る、休息により心身の安定を図る、という入院の目的を意識する
- 休息がとれないほど過度に適応しようとしていないか、確認する

◯ 食べること以外の場面で働きかけ、患者さんの気持ちを理解する

　摂食障害の患者さんにとって食べることは、葛藤を伴うことです。入院治療でかかわる場合には、目標値をクリアしなければ、患者さんの安全確保のために行動が制限され、退院も見えてきません。患者さんは食べたくないのに、強制的に食べさせられている…、そんな感覚で食事と向き合っているのです。

● 食べることの援助に注力しすぎない

　看護者は患者さんが食べることができていると、ついうれしい気持ちがわき起こってきたり、患者さんとその喜びを共有し、患者さんの努力をほめようとしたりします。しかし、当の患者さんからすると、それは必ずしも心地よいやりとりとはいえないという前提で接する必要があります。

　そこで、何気ない患者さんの気づかい、振る舞いに反応を示すことで、食や体重以外のことに目が向けられるように働きかけてみましょう。「やせている」こと以外に自分の価値を見いだせない患者さんにとって、食や体重以外の場面で、自分らしさや強みを引き出してもらえるような体験はとても重要です。

● 自信がないから過剰に努力しようとする

　元来、摂食障害のある患者さんは自分に自信がないため、人並外れた努力をして、認められようとします。しかしながら、どんなに努力をしたとしても、自分の思ったようにはことは運びません。言い換えると、骨と皮だけのガリガリで、お世辞にも美しいとはいえない姿になったとしても、生きるか死ぬかの瀬戸際に追い込まれたとしても、ダイエットをやめることはできない病気だからです。このような思考過程は、ダイエットに限ったことではありません。完璧主義的な思考性は、食行動以外の場面でも認められます。次第に、ちょっとほめられてうれしかったこと、認められたことは、「それをしなければならない」という課題に変わってしまい、苦しくなってしまいます。場や状況を選び、適切な行動をすることよりも、その行動をすることにこだわり、やめられなくなってしまうのです。摂食障害の患者さんがアディクションであるとされる所以はここにあるのです。

　次ページの漫画では、Ａさんは雑誌を片付けるのはよいことだという認識に基づいてアクションを起こしました。そのため、雑誌を片付けたのにもかかわらず注意を受けたことは納得がいかないのです。また、融通がきかないため、折れるということもできません。意固地になって主張するあまり、どんどん感情的に反応するようになり、看護者の提案は、自分の存在そのものを否定するような言葉として受け取ったのかもしれません。

　少なくとも、患者さんが感情的な反応を示しているのであれば、少し間を置いて話す方がよいでしょう。また、話の進め方としては、まずは、雑誌を片付けようとしてくれたことをねぎらうこと、行動そのものの良し悪しを問題にはせず、自分がＢさんの立場だったらどう思うのか考えを聞いてみることから始めましょう。看護者自身の経験としてよかれと思ってやったことがありがた迷惑としてとられてしまいこまったことを具体的に伝えてみるなど、Ａさんに一方的に自分が悪いとは思わせないことが重要です。そのうえで、ものごとには状況に応じて対応することが大切ですよということが、やわらかく伝わるような投げかけが必要です。

患者さんのサポーターとして接し、気持ちを表現してもらえるようにする

● 頑張りすぎない、ほどよくすることほど難しい

　前述の通り、摂食障害の患者さんにとって、頑張りすぎず、ほどほどにやりこなすことは、とても難しいことです。そのため言葉でほどほどにすることを伝えようとしたり、行動を促そうとしたりしても、うまくは伝わりません。本人からすれば、わかって

認められようとするけれど、周りの基準は通じない

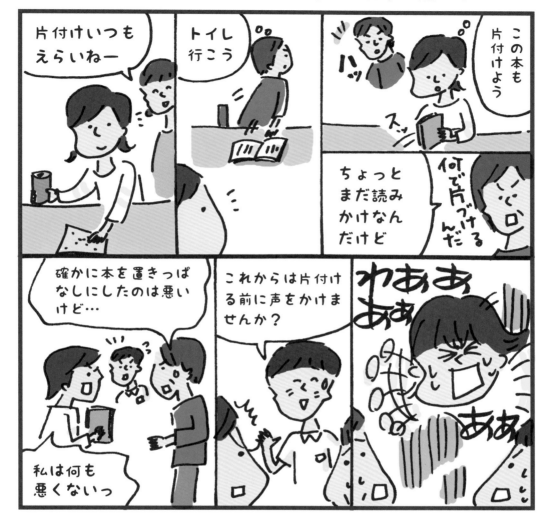

いるけれどもそうせざるを得ないのです。他人の顔色をうかがいながら行動することが多いため、過度に適応しようと努力します。

　頑張りすぎて、破綻しそうな状況になる前に、今、患者さんはどんなことを感じているのかについて話を聞いてみることが大切です。問題が表面化しているときは、患者さん自身も追いつめられており、冷静に考えたり、行動を修正したりすることが難しいからです。わざわざ面談をもうけなくても、検温のとき、「そういえば、最近○○について頑張っているように思うけれども、実際のところはどう思っていますか？　大変ですか？」や「具体的にこまっていることはないですか？」と投げかけてみましょう。話をするなかで、患者さんは自分が頑張りすぎていることに気がついたり、無理に人に合わせようとしなくてもいい方法について看護者に相談したりするかもしれません。自分一

人で頑張らなくてもいいんだと患者さんが思えるように、サポーターの一人として接するようにしましょう。

● **患者さんの感情がぶれているときは、落ち着いて話ができる状況をつくる**

どんな患者さんでもそうですが、基本的に怒りや焦りなど、感情がぶれているときは、話は通じにくいものです。

怒りの強いとき（爆発しているとき）は、患者さんが自身を傷つけないよう安全を守ることができるように付き添い、不用意な言葉かけやなぐさめはさけましょう。患者さんの気持ちを逆なでしたり、患者さん自身が看護者にコントロールされてしまうような感覚を与えてしまったりするかもしれません。「あなたが落ち着くまで、私は黙ってそばにいたいと思いますがどうでしょうか？」もしくは「一人でいるほうが落ち着くのであれば、○分後に様子を確認しに来たいと思います」のように声をかけ、どうすることが患者さんにとって望ましいのか、患者さんに選択してもらいましょう。ただし、明らかに安全が損なわれるような不安を看護者自身が感じるのであれば、「私はいまあなたを一人にしておく自信がないです」のように、「私」を主語にして、心配していることを投げかけてもよいと思います。患者さんがクールダウンし、少し冷静に出来事や自分の気持ちを表現するまでは、患者さんを見守り、待つことが大切です。

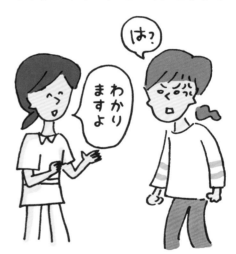

◯ 入院治療の目的を見据えて患者さんとかかわる

摂食障害の患者さんは、病気と長く付き合っていくことが多く、一般的には、一度の入院治療で完治するような病気ではありません。入院が適応になる患者さんは、体重の過度な減少により生命の危機にさらされている、もしくは家庭や学校、職場等でのストレスが強く、物理的な休息により心身の安定を図ることを目的として、入院してきます。そのため、入院の目的、目標がずれないように働きかけることが大切です。

● 体重の過度な減少により、生命の危機にさらされた状態での入院

　命の危機にさらされても拒食を続けてきた患者さんが怒りの感情をぶつけてくることもあるかもしれません。ただ患者さんにとって、点滴や経鼻栄養など強制的にエネルギーが投与されてしまうことは、納得できなくて当たり前なのです。

　患者さんの身体は待ったなしの状況です。まずは、患者さんの身体を守ることを優先します。場合によっては、行動を制限し、点滴により、身体管理を行うことがあります。当然、患者さんは太らされることと生きることとの間で葛藤の強い状況に置かれ、身近な看護者に感情をぶつけてしまうこともしばしばあります。場合によっては、看護者自身の体型を指摘し、いわれのない一言を発するかもしれません。しかし、この段階でそれをとりあげて話をしてみたところで、よい方向に向かうことはほとんどの場合ないでしょう。むしろ、患者さん自身も傷ついてしまうだけです。まずは、患者さんの言動に過剰に驚かず、「あなたの身体を守るためには、こうするしかない」、「あなたの身体を守るために、○○します」とシンプルなメッセージだけを伝えるようにしましょう。

● 物理的な休息により、心身の安定を図ることを目的とした入院

　この場合の入院は、家庭や職場、学校などでの対人関係を起因とするストレスにより、一時的に置かれた環境から離れることによって、患者さん自身の休息を得ることを目的としています。対人関係能力を強化するためのアプローチは、本来は長期にわたって外来治療で行われるものです。休息を目的とした入院では、まずはストレス環境下を離れ、強い葛藤状況をリセットすることにより、現在の患者さんの対処レベルが回復しているのかを見守ることに力点をおきます。患者さんの対処レベルは様々です。食事の仕方、運動、休息のバランスの取り方、イライラしたときの発散方法など、入院の時点で本来「強いストレスに晒されていなければ患者さんが実施可能な対処行動」を患者さんや家族から話を伺い、把握しておきましょう。

　ただし、入院したからといって休息が図れるとはいえません。患者さん同士の心理的距離が近くなれば、互いに悪影響を及ぼし、休息どころではなくなってしまうこともあります。

● 入院治療の目的にあわせて内省を促し、休息を優先するように働きかける

　患者さんは自己評価が低い分、過度に適応しようと頑張ってしまい、結果的に対人関係や自身の生活が破綻してしまいます。そのような状況で入院し、休息をとることでリセットを図ろうとしていたはずですが、ついつい周りのことが気になってしまい、入院の目標を見失ってしまうことがあります。

過度に適応してしまい、一人の時間がもてない

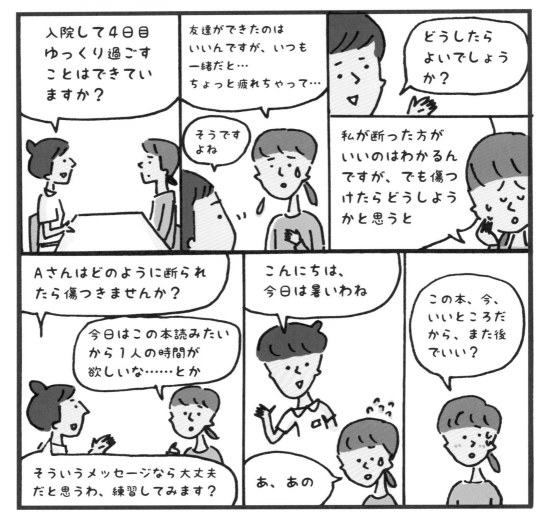

　入院の目的がズレてしまわないように、折に触れて「休息が得られているのか」患者さんに確認してみましょう。日々の他の患者さんとの人間関係においてこまっていることを表出してくるかもしれません。ページ上部の漫画の事例は他人を拒むことのできないAさん。他人に無理に合わせようとし、やりたくないことであっても、誘われるとつい合わせてしまいます。入院した当日から、Bさんのペースに巻き込まれているようで、Aさんは自分の時間を過ごすことができていないようでした。

　具体的にこまっていることを取り上げながら、どのようにしたらうまく乗り切れるのか、実際に練習し、患者さんが実際に活用してみた感想を共有することで、患者さんの自信を育むことができるかもしれません。

（畠山卓也）

3 病的多飲水
飲水行動が自分でとめられない

症状がみられる主な疾患

統合失調症（p.60）

病的多飲水のおさらい

病的多飲水とは

　飲水行動を自分で調整することができず、水の飲みすぎにより体内の水分・電解質バランスを乱してしまうほか、日常生活に様々な支障をきたします。

　また、重症化すると、低ナトリウム血症による水中毒の症状を引き起こします。

　水中毒とは、水の飲みすぎにより血中ナトリウム濃度が低下し、それに伴う血漿浸透圧の変化により脳浮腫をきたし、様々な神経・精神症状を呈する状態です。水中毒症状の出現には、血清ナトリウム値が低下していることだけでなく、値が低下する速度が関連するとされています[1]。つまり、いっぺんに大量の水を摂取することは水中毒を引き起こすとても危険な行為になります。

　なお、水中毒は一時的な病状であり、慢性的な水の依存という意味合いで使用されるものではありません。

💧 水の飲みすぎによって起こること

精神面：イライラしている、怒りっぽい、ぼんやりしている
身体面：低ナトリウム血症による悪心、嘔吐
　　　　消化器症状としての胃もたれ、下痢
　　　　全身の血流量の増加による手足のむくみ、胸の苦しさ、息苦しさ
　　　　尿量の増大による頻尿、尿失禁
生活面：失禁、頻尿で常にトイレが気になる。外出が困難など行動範囲がせまい。失禁が続き、尿臭がいつもある。洗濯物が間に合わない。部屋の汚染がある。飲水のことばかり考えて、水道のそばに常にいる。隠れて飲水したり、汚水を飲む

精神科疾患を有する患者さんに多飲・多尿傾向が認められやすく、入院中の患者さんの20％前後が多飲症[2) という報告もあります。

患者さんがどのくらい水を飲んでいるか把握することも大事ですが、それよりも水の飲みすぎによってどんな症状が出ているのか、特に看護の視点としては、患者さんの生活にどんなこまりごとを引き起こしているのかに注目していくことが大切です。

患者さんへのコミュニケーションと看護ケア

飲水制限中心のかかわりは、患者さんにとっても、看護者にとっても、大きなストレスとなります。患者さんの水飲み行動にばかり注目してしまっていないでしょうか。

多飲水のある患者さんは、長期にわたる隔離や閉鎖的環境を余儀なくされていることも多く、生活技能全般の低下や、地域生活への希望を失ってしまっているケースも少なくありません。

ポイント

- 患者さんが飲水行動について話せたら、よく話してくれましたね、力になりたい、としっかりと受けとめる
- 飲水行動をコントロールできたらどうしたいか、希望を聞く
- 飲水量の制限より効果的なのは、安全な飲み方を共有すること
- 病棟外での活動、病院の外への外出など、活動の場を拡げる

多飲水による生活への影響を本人と共有する

口渇、ストレスの回避、生理的反応など、患者さんにとって飲水してしまう理由は様々です。多飲水は生命のリスクを伴うため、医療者側は患者さんの行動を規制してし

まいがちです。しかし、規制ばかりの対応では多飲水は改善せず、「飲水－注意」の悪循環を繰り返すばかりで、看護者も患者さんも疲弊してしまいます。

● 飲みたい気持ちを否定せずに、水飲み行動の利点を話してもらう

患者さんは水飲み行動は悪いことという学習をしてしまっている場合も少なくありません。罪悪感を抱かせることは、自尊心を低下させるだけでなく、隠れて水を飲むことにつながり危険です。「飲むとどんな気持ちになる？　どういうよいことがある？」と患者さんに関心を寄せているという態度でかかわります。多飲水傾向のある患者さんたちでグループを作り、お互いに水の飲み方について話し合うことも効果的です。

● 水を飲みすぎることでのこまりごとを共有する

患者さん自身がどうして飲水してしまうのかを把握することは大切ですが、やめさせることを前提に問い詰めるようなやり方は適切ではありません。ここで大切なことは、まずは理由を聞き、飲水によってこまっていることはないのかを確認しておくことです。問いただすのではなく、受けとめることです。「注意する－注意される」関係では、看護者は患者さんの力になることはできません。患者さんなりに「飲むとスッキリする」「お腹がいっぱいになる」など理由は様々です。

多飲水によって看護者がこまっていることを押しつけるのではなく、身体に変化はないか、生活の中でこまりごとはないか、本人がこまっていると感じていないかを聞いていきましょう。「そんなもの何もない！」という患者さんもいるかもしれません。看護者は、患者さんのそばで見守ることができます。非難せずにかかわる姿勢を続け、患者さんが安心してこまりごとを伝えられる関係性を作っていきましょう。

● 患者さんが飲水行動をコントロールするための動機づけをする

飲水行動によって、患者さんには様々な生活上の不利益を感じているかもしれません。トイレでの排泄がままならずオムツを着用することになったり、そのオムツ代のために欲しいものを購入することができなくなったりするなど、更なるストレスを感じている可能性があります。常にトイレを気にしていなければならなくなると活動範囲も狭められてしまいます。飲水をやめさせるのではなく、患者さんの希望する生活のためにどうしたらよいのかという視点から働きかけることが大切です。

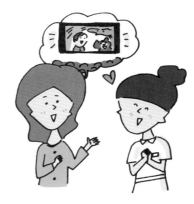

トイレが気にならなくなったら
映画館に行きたいとか

飲水行動をコントロールできたら、患者さんの生活はどう変わるでしょうか。外出範囲が広がり、できることが増えていきます。患者さんはどんな生活をしたいという希望をもっていますか？　言葉にしてもらうことで、飲水行動のコントロール方法を身につけていくうえでの動機づけができます。看護者にとってもケアのヒントになり、希望となるので、ぜひ目標を共有しましょう。

 ## 「飲ませない」ではなく 「安全に飲める」ことを目標に

　飲水量の制限を行うことは非常に困難です。水中毒症状は、一度に多くの水を飲んだために摂取量が排泄能力を上回り、体内の水分バランスが崩れることで起こるので、量の問題というより、飲み方の問題です。1日10リットルの飲水をしていてもゆっくり、ゆっくり時間をかけて飲んでいるために水中毒症状を起こさずに過ごしているケースもあります。それなのに1日3リットルまでと制限されると、なかなか納得できるものではありません。

　また、制限をすることで看護者―患者関係は援助する関係からコントロールする（される）関係へと変化します。ストレスから患者さんの水に対する執着も助長されます。生活の場であれば水はどこにでもあるものです。見つからないようにと洗面所やトイレなどで隠れていっぺんにあおるような危険な飲み方をしたり、汚水を飲んだりなど、行動がエスカレートしていくこともあります。看護者にとっても、管理的な関係は、患者さんを「監視」するストレスとなり、患者さんに対して嫌な感情を抱きやすくなります。

● 安全な飲水の方法を共有する

　飲ませないのではなく、どうやって飲むのがよいのかが大切です。多飲水による体への影響、水中毒の症状など、心理教育を行うことで、患者さんと知識を共有しましょう。

　安全な水の飲み方の例として、次のようなものがあります。いずれにしても押しつけるのではなく、患者さん自身がこの方法をやってみよう、と決めることが大切です。

- 水道に口を付けて飲むのではなく、コップで一杯ずつゆっくり飲む
- なるべく人目に付く場所で飲む、飲んだ量を看護者に伝える
- 喉が渇いたときに氷やアメをなめる

● 身体的に危機的状況かどうか見極め、介入の程度を考える

　患者さんの水分バランスを知るための手段として、体重の変化があります。自分の
ベースの体重と、1日の体重変化を比較することで、飲水量をコントロールすることが
できます。1日のうち、体重が増えてしまう時間やそのときに何をしていたかなどを振
り返り、多飲水の傾向を患者さんと共有します。グラフなど目に見える形にしていくと
わかりやすいでしょう。

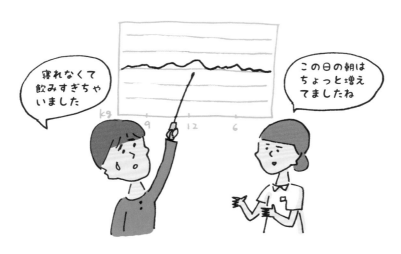

体重の変化をグラフにすることで
患者さんと飲水量を共有する

　ベース体重から5％程度を上限として目標設定していきますが、ベースの体重と、上
限の体重の設定については、血清ナトリウム値との関連を考慮して決める必要がありま
す。また、ここまでしか飲めないというよりは、ここまでなら飲んでも大丈夫と伝えて
いきましょう。

　上限体重を行動制限の目安としてしまうこともありますが、一律に決めるのではな
く、水中毒症状の有無、疎通性、その後、自分でコントロールができそうかどうかなど
をアセスメントし、対応を考えていくことが大切です。

生活全般に目を向けたかかわり

● **飲水にとらわれずに過ごす楽しみや気分転換の場を見つける**

　患者さんも看護者も、飲水以外のところでかかわりをもつことが大切です。1日の大半を規制を伴うようなかかわりばかりでは、お互いに気が滅入るばかりです。患者さん本来の姿、その人らしさを大切にしつつ、患者さんが生きることへの楽しみを見つけたり、気分転換が図られるように働きかけていきましょう。

　下部の漫画は多飲水が止められず、長い期間、行動制限がされていた患者さんの事例

楽しみを見つけることが意欲の向上につながる

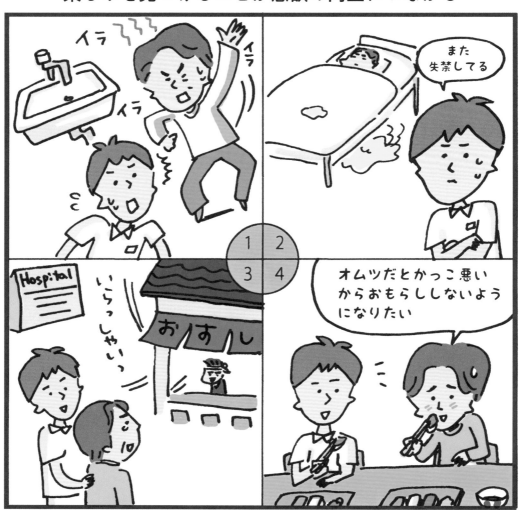

です。夜間はベッドの下に水たまりができるほどの多量の尿失禁がみられていました。また、看護者にイライラをぶつけることもありました。その患者さんはお寿司がとても好きだったのですが、病院食では提供できません。ある日、担当の看護者と久しぶりに外出を行い、患者さんの好きなお寿司を食べに行きました。患者さんはとてもおいしそうにお寿司を食べ、「また行きたいな。外に出たときにオムツだとかっこ悪いから、おもらししないようになりたいな」と話してくれました。それから、患者さんの興味・関心が整容や金銭管理など徐々に広がっていきました。

　患者さんの生活が病院の中だけ、病棟の中だけ、あるいは病室の中だけになってはいないでしょうか。看護者も病棟にいる患者さんだけしか見ていないということはないでしょうか。飲水行動のコントロールを目指していくために、楽しみや気分転換の場を見つけることはとても大切です。そしてその種類はなるべく多い方がよいです。飲水行動にとらわれずに過ごす時間になります。病棟内でできるレクリエーションはもちろん、病棟外での活動、病院の外への外出など、活動の場を広げていくことで、単なる気分転換だけでなく、社会性の向上、地域生活への意欲向上などにつながります。看護者にとっても、患者さんの様々な面を発見し、その人らしさや強みをとらえ直す機会となります。

● 生活技能全般の向上を目指す

　患者さんの生活範囲がせまくなっていると、必然的に生活技能は低下していきます。また、看護スタッフが代行してしまっている機能も多くなってきます。患者さんの過去の生活状況を見直してみることで、元々あった技能が失われてしまっているものなのかアセスメントすることができます。入浴、洗面などのセルフケア、金銭管理、洗濯、身の回りの整理整頓など、患者さんと一緒に練習を行っていく過程で、看護者とのやりとりも増えます。それはささいなことでも「ほめる」機会を増やすことになります。自分でできることが増えていくと、自己効力感、自尊心も向上します。患者さんの変化はすぐには起こらないかもしれません。看護者一人で抱え込まず、チームで悩みごとや患者さんのささいな変化を共有し、かかわっていくことが大切です。

（岡京子）

📖 **参考文献**

1）川上宏人ほか．多飲症・水中毒－ケアと治療の新機軸．医学書院，p146-151，2010
2）小山田静枝．精神科患者における多飲の臨床的研究．精神医学 40（6），p613-618，1998
3）桐野創ほか．多飲水・水中毒と抗精神病治療薬．臨床精神薬理 22，p403-412，2019

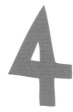

4 解離性障害・身体表現性障害
ストレスや不安により自分が保てなくなる

症状がみられる主な疾患

解離性障害（p.75），身体表現性障害（p.77）

解離性障害・身体表現性障害のおさらい

解離性障害・身体表現性障害とは

　解離性障害とは、自分が自分であるという感覚が失われている状態です。また、身体表現性障害とは、何かの病気を思わせるような症状があるが、いろいろ検査をしてもその症状に対応するような器質的な異常が見つからず、症状の背景には心理的な原因があると想定されるような状態です。

患者さんの特徴

　解離性障害や身体表現性障害をもつ患者さんは、こころに抱える何らかの痛みや心的葛藤が症状として表れるという特徴があります。強いストレスに直面したとき、それに応じることが難しい場合、外的な刺激への反応を遮断したり、または別の人格のこととして体験したりすることで、自分を守ろうとします。職場や学校でのストレスをうまく表現できず、それが身体の痛みとして表出されることがあります。いずれも、無意識のなかに潜んでいる痛みや葛藤であり、患者さん自身がそれに気づいていないことがあります。

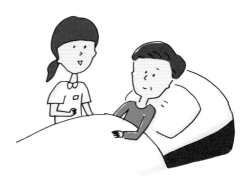

患者さんへのコミュニケーションと看護ケア

- 患者さんをありのまま受けとめ、症状の緩和に焦点を当てる
- 予想外の反応があった場合も、身体的な問題の確認や安全の確保など、基本に忠実に対応する
- 患者さんと看護者の問題を分ける

⬤ 患者さんの行動に動揺せず、看護者としてできることを実行する

　解離も身体化（心理的苦痛が身体症状で表れること）も防衛機制の一つです。患者さんは、こころに抱えている何らかの痛みや心的葛藤から逃れるために、無意識のうちにそれが症状として表れ、自分自身を守っているのです。

　患者さんの症状を目の当たりにした際には、看護者は患者さんをありのまま受けとめることが大切です。例えば背中が痛いことに隠された意味があったとしても、まずは痛みを緩和することに焦点を当ててかかわることが大切です。

● 無用に痛みや葛藤の核心に触れようとしない

　ときには、何度ももしくは毎日のように薬を服用していても、緩和されない痛みがあるかもしれません。そんな場面に出くわした看護者のなかには、この薬を用いることに何か意味があるのだろうかと疑心暗鬼（ぎしんあんき）になり、ついつい何か別の方法があるのではないかと探索し始めてしまうことがあります。

　ここで、ある背部痛のある患者さんの例をみてみましょう。

　その患者さんは1日3回まで鎮痛剤を使用することが許可されており、毎日同じ時間に薬を服用していました。時間の間隔、薬の使用回数は守っています。患者さんは、薬を服用することで痛みがすべてなくなるわけではありませんが、服用しないよりも楽になるという認識はありました。服用することで、これ以上はひどくならないという安心感ももっていました。

　毎日同じ対応している看護者のなかには、これで本当によいのだろうかと疑念を抱く

人が出てくることもあります。しかし、それを不用意に患者さんに投げかけることで、患者さんは逆に不安になり、余計に痛みが強くなったり、看護者は自分のつらさをわかってくれないと怒ったりしてしまいます。

　看護者は指示の範疇（はんちゅう）でできることを実践（痛み止めの投与）しましょう。マッサージや罨法、体操などを一緒に組み込んでもよいのですが、あくまでも患者さんが主体であり、患者さんがそれを望んでいるかどうかが重要です。治療方針や主治医の指示を参照し、患者さんに合ったケアを実践しましょう。

　服用しても痛みが改善しないことに疑問をもつことは悪いことではありません。しかし、それは患者さんが望んでいることなのかについて、考える必要はあります。このケースでは、まったく痛みが緩和されないから一緒に別の方法を考えてほしいという患者さんのリクエストがあるのであれば、再考の余地があります。しかし、患者さん自身が毎日繰り返し、決まった時間に痛み止めを服用することで安心するのであれば、あえてこの行動を修正する必要はないのです。患者さんの抱えている痛みを緩和するためには、精神療法的なアプローチを必要とし、これは主治医が主体的に実施し、必要であれば看護者もそれをサポートするというやり方が通例です。

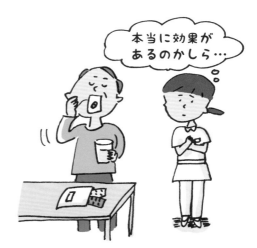

本当に効果があるのかしら…

別のよい治療法があるんじゃ…

● 意識の消失を繰り返す患者さんを無視したり避けたりしない

　他者とのやりとりにおいてストレスや不安が生じると、患者さんは急に意識を失ったように床に倒れ込んでしまうことがあります。看護者は、何度も同じ場面に遭遇すると、この行動は演技ではないかとか、こういう行動をすることで周りを振り回しているのではないかと疑念を抱くことがあります。なかには、患者さんのこのような行動を無視したり、対応を避けようとしたりする人もいるかもしれません。

　このような場合、患者さんを無視したり、避けたりはせず、まずは身体的に急を要する状態か否かを判断しましょう。具体的には呼吸、脈拍、血圧などを確認します。そのうえで、患者さんに声をかけ、自室のベッドに誘導し、休息をとってもらうようにしましょう。何度声をかけても起き上がれない場合は、患者さんが起き上がるのを待ちましょう。

　患者さんが起き上がってから、本当に必要なことを伝えるようにしましょう。その

際、「自分とは異なる意見を受け入れられずにつらかったのかな？」のような感じで、患者さんと気持ちを共有することは構いません。しかし、それによって、そもそも決定していた内容を変更してはいけません。患者さんの行動を助長することになります。常に一貫した対応を心がけ、あくまでも気持ちを共有することにとどめましょう。

● 想像もつかない患者さんの反応にも振り回されないよう、淡々と対応する

はじめに、ストレスが高まると床に倒れ込んでしまう患者さんの例を紹介します。

地域の支援者と外出する際に持参する所持金を巡り、患者さんと受けもち看護者との意見がかみあいませんでした。「自分の所持金では支援者の交通費まで払えないので病院からお金を借りたい」という患者さんに対して、看護者は「支援者は自分の交通費は自分で支払うことになっているので心配は不要である」と伝え、いつまでたっても話は平行線のままです。そのうち患者さんは面接の途中で床に倒れ込んでしまいました。

患者さんが目の前で倒れたり、けいれん（解離性けいれん）を起こしてしまったり、別の人格が現れてしまったりすると、看護者は驚かされるものです。しかし大切なのは、目の前で起こっていることや患者さんの心理的反応に振り回されず、淡々と対応することです。看護者が看護者として一貫した態度で対応することは、患者さんの回復の一助になります。

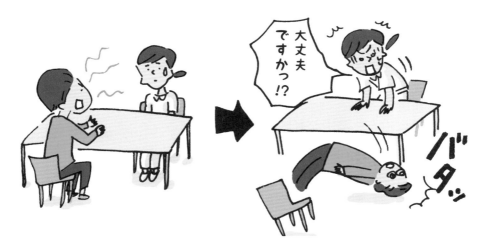

ストレスが高まると床に倒れてしまう

まずは、意識の確認を含め、身体的な問題が起こっていないのかを確認することが重要です。身体的な問題によって生じたものでなければ、解離性昏迷として判断し、患者さんの安全を確保し、患者さんが話のできる状態になるまで待つしかありません。ここでオロオロしたり、右往左往したり、さらには患者さんへの対応を変えたりしてしまう

ことは、逆に患者さんにとってよくありません。要するに、あわてふためき、バタバタと対応するのではなく、看護者としてしなければならないことを基本に忠実に実行し、患者さんのことを決して見捨ててはいないということが患者さんに、言語的にも非言語的にもわかるようにすることです。前述の事例だと、患者さんが言葉では表現できない意味が隠されているのかもしれません。患者さんが倒れたことに罪悪感をもったり、逆に不快な感情を抱いたりしても、患者さんのためにはならないのです。看護者として患者さんにできることを、ただ淡々と実行しましょう。

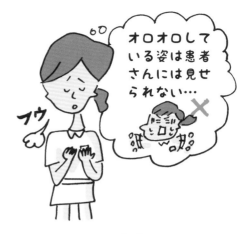

あわてずに看護者として
ふさわしい対応を

⚫ 患者さんとの問題を弁別しながら 生活を支え、整える

　患者さんは、外来での精神療法的アプローチを主体とした治療を受けており、入院治療ではストレスや葛藤の緩和のための休養や安全の保護を目的としていることが多いのが実情です。

⚫ 治療方針に沿った適切な対応を行う

　入院治療が患者さんの依存や退行を助長したり、逆にストレスになったりしないよう治療方針に沿った適切な対応を行う必要があります。カンファレンスでは、具体的な対応の仕方を含めて主治医と共有することが必要であり、看護者として悩む場合は先輩看護者や主治医に相談して、解決を図るようにしましょう。少なくとも、患者さんと自分の関係に終始し、患者さんを抱え込んでしまわないことが大切です。看護者は患者さんにとってよい人である必要はありません。患者さんの無意識のうちに表れる反応のなかには、看護者の罪悪感を引き出すようなものもあります。「あなたがしてくれなかったから…」という患者さんの期待に応えることは、必ずしも患者さんのためにはならないのです。

　例えば「ストレスが高まると床に倒れ込んでしまう患者さん」のケースで考えてみましょう。患者さんと話をしていた看護者は、話の途中で患者さんが倒れ込んでしまった

ことに、罪悪感を抱くかもしれません、なぜならば、看護者自身の生活体験（幼少期の母親とのやりとりなど）のなかに潜む葛藤が喚起され、自分が母親のそれと同じことをしているかのような感覚を覚え、罪悪感を抱く可能性があるからです。しかし、よくよく考えてみると、看護者自身の感情を患者さんとの関係のなかに投げ入れているのであって、患者さんの葛藤を取り扱っているわけではありません。一方、話の途中で患者さんが倒れ込んでしまったことに、看護者が嫌悪感を抱く可能性もあります。この場合は、罪悪感とは対称的で、患者さんが自分の期待に添ってくれないことへの諦めや怒りが患者さんに差し向けられている可能性があり、この場合も患者さんの葛藤を取り扱っているわけではありません。これらは治療的でないばかりか、患者さんに悪影響を及ぼすことさえあります。

　患者さんは治療のプロセスの中で、主治医と共有された「自分のなすべき課題」をもって生活しています。看護者は患者さんから差し向けられた感情や自身の患者さんに対する感情に振り回されず、患者さんが自身の課題に取り組めるように見守り、患者さんを無用に手助けして患者さんの回復の邪魔にならないようにしましょう。

　冒頭で示したように、解離性障害や身体表現性障害は、患者さんにとって、言葉ではうまく説明することのできない痛みが症状として表れる病気です。逆に言うと、患者さんが抱えているこころの痛みを言葉にするというプロセスは、患者さんにとって、とても勇気のいることであり、苦痛を伴うことです。患者さんが絶対的な安心感を得ていないところで、不用意に患者さんの外傷体験に触れることは、患者さんにとって危険なことです。患者さんの生活を支え整えるという看護者としての役割を果たすことに注力しましょう。

（畠山卓也）

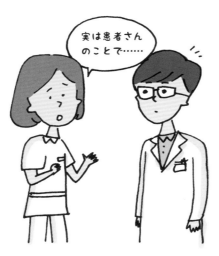

実は患者さんのことで……

悩んだ場合は相談しましょう

5 アルコール依存症と否認
ほどほどにすることが難しい

アルコール依存症（p.68）

アルコール依存症と否認のおさらい

アディクション（嗜癖）とは

ある習慣にのめりこみ、自身の健康や生活をおびやかしている状態であるにもかかわらず、その行動が生活の中心となり、自分ではコントロールすることが難しい状況に陥ってしまうことをいいます。そのうち、医学的診断基準を満たしたものが「依存症」と診断されます。

患者さんの特徴

患者さん本人は、アルコールにより様々な問題が起こっているという事実に向き合うことができず、周囲の人たちが困難にさらされていることが多いという特徴があります。患者さん本人が治療を開始する段階では、家族機能そのものが破綻し、修復不能な状態になってしまっていることも少なくありません。そのため、治療を開始するときには、すべてを失ってしまったような感覚を体験し、自分の問題や課題と向き合うには、身体的にも精神的にも厳しい状況に置かれていることがあります。

患者さんへのコミュニケーションと看護ケア

アルコール依存症患者さんは、大切な人（家族）や仕事などよりも飲酒を優先してしまう状態に陥っています。加えて、飲酒により身体的に深刻な問題が表れていたり、社会的な問題を引き起こしていたりすることもあります。

ポイント

- 治療の初期には説得しようとしたり、内省を促したりしない
- 再飲酒してしまった場合、そのきっかけを振り返り、次に同じ状況に置かれた際にどうするか一緒に考える
- 患者さんが酔って暴れてしまった場合は、酔いがさめてから患者さんと行動を振り返る
- 患者さんのプライドやメンツを保つ対応が回復のきっかけになる
- 退院後も外来のときに顔を合わせるなどして関係をつないでおく

⬤ 治療時期に応じて適切な対応を図る

　アルコール依存症の患者さんの治療は、アルコールと離れることからスタートし、アルコールにとらわれない生き方を獲得することを目指します。しかしながら、一度依存したお酒の誘惑から距離を取ること、そしてお酒から距離を取り続けることは、そう簡単なことではありません。

● アルコールから離れる時期のコミュニケーション

　入院した患者さんの多くは、アルコールの離脱症状に悩まされます。離脱症状の程度には個人差はありますが、症状は多様であり、特に身体的な不快が強いのが特徴です。また、精神的な離脱症状として、ささいなことにもイライラしやすくなります。自分はなぜ断酒しなければならないのか疑念をもち、そもそも自分は断酒の必要がないと結論づけてしまう人もいます。その行き場のない思いを怒りに転換し、看護者にぶつけることさえあります。

　この時期、看護者はまず、患者さんがお酒との関係を振り返り、治療をはじめる決意をしたことを十分にねぎらいましょう。看護者は感情

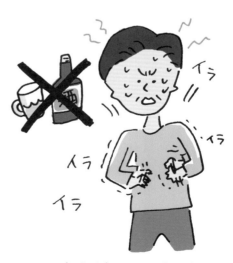

お酒をやめたせいでイライラしていると気づいていないことも

的にならず、患者さんの話を淡々と聞くようにしましょう。身体的な苦痛が強い場合、主治医の指示に基づき投薬（ベンゾジアゼピン）することも治療の一つです。この時期は、患者さんと議論をしたり、患者さんを説得しようとしたり、患者さんに内省を促そうとしたりすることは逆効果です。

　また、離脱症状はアルコールを止めたことでの反応であり、1～2週間で治まってくるという見通しを伝えることも大切です。また、可能であればアルコール依存症とはどのような病気なのかについての学習会に参加するように働きかけ、少しずつ病気と向き合っていけるように支えることが重要です。

● 仲間と共に病気に向き合う時期のコミュニケーション

　アルコール離脱期を乗り越えると、患者さんは治療プログラム（主として、グループミーティングやグループ活動）に参加しながら、自分とお酒の関係について少しずつ考える時間が増えていきます。多くの治療プログラムでは、断酒会やアルコールアノニマス（AA）などの自助グループや院内のグループミーティングへの参加が求められ、患者さん自身も個人課題に取り組むようになります。この時期に入ると、離脱期のようなイライラは目立たなくなってきますが、抑うつ的になったり、自閉的になったりすることは珍しくありません。

　大切なことは、自分自身の問題に直面している患者さんを側面から支え、少しずつ前に向かって進めるように見守ることです。また、患者さんのなかには、看護者の期待に応えることに必死になってしまい、そうすることで自分の問題に直面することから避けようとする人もいます。看護者は絶えず患者さんとの関係性を振り返りながら、患者さんが自分の人生を取り戻そうとしていること、患者さんが自分のために自分の足で立とうとしていることを邪魔していないか吟味（ぎんみ）する必要があります。

● 再飲酒した患者さんとのコミュニケーション

　順調にプログラムに参加していた患者さんのなかに、突然、再飲酒してしまう人がいます。看護者は、患者さんの最も近いところでその努力を見守ってきたため、患者さんの再飲酒という行動に落胆したり、怒りを覚えたり、裏切られたような気持ちを感じたりするかもしれません。しかし、そういうときにこそ、いったん立ち止まってください。再飲酒してしまったのは患者さんであり、患者さん自身が一番傷ついているのかもしれません。

　再飲酒をきっかけに、治療を中止し、退院になるケースもありますが、患者さんがもう一度スタートしようとしているのであれば、そこに看護者個人としての感情は交えずに、患者さんを見守ることが大切です。また、患者さんが自分の気持ちを表出したり、思いを吐き出したりしたときには、それを共有し、次につながるようにモチベーション

を維持できるように支えることが大切です。失敗したことによって「自分はやっぱりダメなやつなんだ」と諦めてしまわないよう、それまでのプロセスにおいて患者さんが頑張ってきたことを取り上げてみましょう。失敗のなかから患者さんの再飲酒のきっかけを探り、次に同じ場面や状況に置かれたときにどのように対応するのかを共に考えることが大切です。少なくとも、安易な励ましや慰めはやめておきましょう。

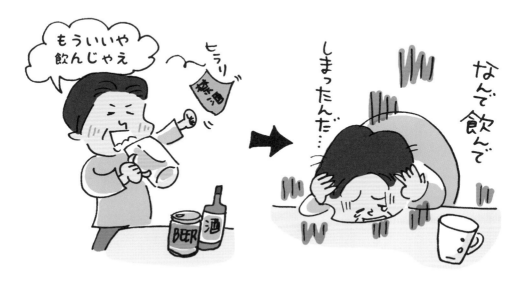

患者さんが一番傷ついているかも……

● 酩酊状態で暴れてしまった患者さんへの対応

　酔ったときに著しく興奮し、攻撃的になったり、幻覚などの精神症状がみられたりすることがあります。これは異常酩酊ともいわれ、一般的には酒乱と表現される状態です。この状態であるときの記憶ははっきりせず、覚えていても断片的であることが多いという特徴があります。

　酔っている状態での説得や指導には意味がありません。むしろ、不用意に興奮させることもあるため、お互いに安心して事故なく、すごせるように見守りましょう。酔いがさめるまでの間は、患者さん、看護者ともに安全を守ることを優先させます。その後、患者さんの酔いがさめてから行動を振り返ることが大切です。例えば、患者さんが恫喝したことを覚えていなかった場合は、そのときの場面を事実として、それに立ちあった看護者が正直に「傷ついた」と伝えるのも一つの方法です。場合によっては、患者さんが「覚えていないとはいえ、傷つけてしまって本当に申し訳なかった」と話し、それからは大切な人やものを傷つけないために断酒をしたいと自分に誓いを立てて、退院に至ったというケースもあります。

ページ下部の漫画はアルコール依存症で入退院を繰り返していた患者さんの事例です。

　もうすぐ、断酒後3か月というある日、Bさんは警察官とともに、赤ら顔で病棟に戻ってきました。Bさんのサポートにあたっていた看護者たちは、動揺し、落胆していました。警察官によると、数か月前に退院した患者さんの誘いを断り切れず、飲酒してしまったようでした。警察官がいるときは静かにしていたBさんでしたが、警察官が帰るとべらんめい口調になり、一方的に怒りを表出していました。

　翌日になると、Bさんはケロッとしていました。何ごともなかったかのように、いつものようにあいさつし、冗談を言っていました。これが患者さんにとって最後の飲酒でした。あれから数年が経ち、Bさんはいまも自助グループに参加しながら断酒し続けて

酔っているときは安全を第一に見守る

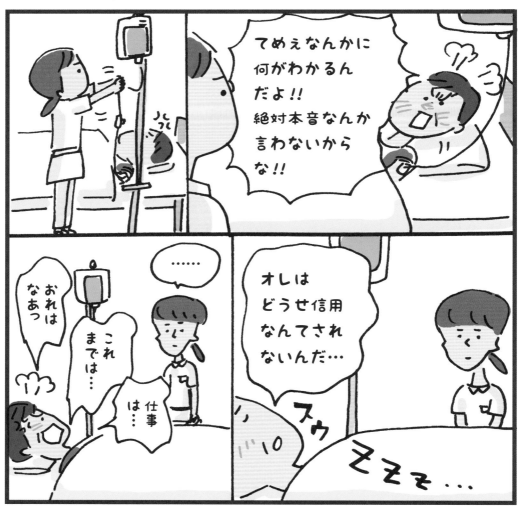

います。Bさんはときどき「あんたには、恥ずかしいところみられたからな」とニヤッと笑って、通り過ぎていくことがあります。多くは語りませんし、私も何かを言うわけではありません。ただ、私にとってもBさんにとっても印象深い出来事だったのかもしれません。

⬤ 患者さんの気持ちに寄り添い、ほどよい関係性や心理的距離を保ちサポートする

● 患者さんのプライドやメンツを保つ（自尊心を保護する）コミュニケーション

　多くの患者さんは、口でどんなことを言っていても、それが本音とは限りません。飲酒がもとで責められたり、怒られたりすることが多かったせいか、自分のミスや失敗、そしてときには他人のミスに対してさえ、過剰に反応することがあります。そんなとき、周りにいる人は、「この人注意してほしいな」、「なんで放っておくんだ」と思うことでしょう。しかし、当の患者さんは、自分の体験してきた感情や思いが、その場面のなかに溶け込んでしまっているような感覚（無意識のうちに失敗した他人と自分を重ね合わせてしまったり、逆に失敗した他人を責めている人に自分を重ね合わせてしまったりするようなこと）に陥っています。患者さんの態度を批判したり、それをやめるように注意したりすることは得策とはいえません。

　大切なことは、患者さんが気になったことや、それをどのようにとらえており、どのように感じているのか、丁寧に聞くことです。そのうえで、患者さんの思っていることに寄り添いながら、こちらの事情も伝え、一般的な折り合いをつけるやりとりをしてみると、意外にもうまくいくものです。逆に、患者さんの行動を頭ごなしに止めようとすると、患者さんからは否定されたという思いしか残らず、相手の気持ちを思いやる余裕がなくなるばかりか、自分の存在そのものを否定されたような感覚にとらわれてしまいます。それでは、せっかくの成長（または回復）の機会をのがしてしまいます。飲酒していないときに、他者と心を通わすことができれば、その積み重ねが患者さんにとって回復の後押しになるのです。

● 患者さんの言葉で生きてきた過程を振り返ること（意味づけ）ができるよう、サポートする

　治療プログラムも佳境を迎えるころ、患者さんは自分とお酒の付き合ってきた歴史を振り返り、それを自伝としてまとめ直します。いわゆる「酒歴発表」というものです。何度も考え、悩み、それを自分の言葉で作文し、グループでのプログラムのなかで発表します。患者さんにとっては、つらかった現実と向き合い、そこから一歩進んでいくた

めの大切な過程です。

　この時期の患者さんとのやりとりでは、安易に患者さんに決めつけたような感じで返したり、答えを出すかのように教えようとしたりする必要はありません。患者さんの話に耳を傾けながら、どうしてそのように感じたのか（考えたのか）、そうじゃないとしたらどんなことが言えるのかのように、患者さんが自分で考え、自分の言葉で意味づけられるように待つ姿勢が大切です。これは、第Ⅱ章で説明したナラティブ・アプローチに相当するものです（p.44参照）。患者さんと酒とのつながりを患者さん自身が紐解き、酒によってどのようなことが起こってきたのかを見つめ、酒がない生活をイメージできるようになることで、患者さんは回復へと進んでいきます。患者さんが自分の物語をどのようにつむいでいくのか、じっくり見守りましょう。

● 退院期にいったん関係を終結するためのコミュニケーション

　退院期にある患者さんによっては、治療を通して形成してきた看護者との関係性に固執し、急に不安になってしまうことがあります。それが時として、再飲酒というかたちや、ささいなことで情動が不安定になるというかたちで表れることがあります。患者さんが病院から地域にシフトしても、地域のなかで断酒しながら生活できるよう、自助グループへの参加を促していきます。

　具体的には、自助グループでの関係性に安心感が得られるように、担当看護者は相談に乗ったり、声かけをしたりします。また場合によっては、担当看護者が患者さんと一緒に自助グループに参加し、自助グループのメンバーに橋渡しする役割を担うことがあります。入院治療に携わった看護者は、患者さんの置かれている状況に応じて、関係のもち方を工夫する必要があります。看護者自身が「自分じゃなければこの人（患者さん）の支援はできない」という感覚に陥らないように、その時々に合わせて、患者さんとの関係のもち方を見直したほうがよいでしょう。急に距離を置くと患者さんの不安が高まるので注意が必要です。

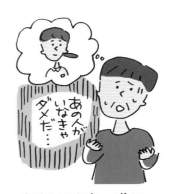

退院しても安心感が
得られるようにサポートしよう

（畠山卓也・岡京子・茅根寛子）

6 認知症と物忘れ
認知機能の低下による記憶障害

症状がみられる主な疾患

認知症（p.78）

認知症と物忘れのおさらい

認知機能とは

　認知機能とは、「記憶」、「思考」、「判断」、「会話」、「見当識」など知的な機能のことをいいます。認知機能をつかさどるのは脳で、脳に何かしらの疾患を抱えた方は認知機能に障害がもたらされることがあります。また、疾患の有無にかかわらず、年をとれば誰でも脳に多少なりとも委縮がみられ、認知機能への影響が表れます。

患者さんの特徴

　認知症でなくとも物事を忘れてしまうことはあります。では、ただの認知症と物忘れの違いは、どういったところにあるのでしょうか。

　健康な物忘れは、体験の一部のみを忘れます。つまり、他の記憶から物忘れした部分を思い出すことができるのです。また、物忘れをしている自覚もあります。

　一方、認知症による物忘れでは、体験したこと全体を忘れてしまいます。ですので、思い出すのが困難ですし、時間や判断までも不確かになり、物忘れの自覚がないこともあります。

患者さんへのコミュニケーションと看護ケア

　物忘れ（認知症状）がある患者さんに対しては、次のようなケアが大切です。認知症状としての物忘れの場合、患者さんは「忘れている」という自覚が伴わず、それを指摘

197

されることに対して困惑します。一方で、家族や身近な人は患者さんが物忘れによって繰り返し同じことを尋ねたり、物忘れによって生じた生活上の問題（例えば、財布をどこに置いてしまったのか思い出せない）に直面したりすると、ついついそれを訂正しようとしたり、責めたりすることがあります。このような対応は、患者さんのプライドを傷つけたり、意固地にさせてしまったり、さらに不安を強化してしまったりすることがあり、認知症の病状に悪影響を及ぼすことさえあります。そのため、看護者は「患者さんを尊重する」「患者さんの症状に合わせたかかわり方をする」ことにより、患者さんが安心して過ごせるように働きかけるとともに、その場面を通して家族等にかかわり方を示すという役割になっています。

> ＜ポイント＞
> ● 話の内容の真偽にとらわれず、関心を寄せ続けて話を聞く
> ● ゆっくり落ち着いた声の調子で、「簡単な言葉」と「短い文章」で話す
> ● 看護者自身の声の調子や共感的な表情を意識的に表す
> ● 思いこみや興奮の状態からいったん離れるようにする

 ## 患者さんを尊重する

　物忘れ等の認知症状によって、患者さんは今までの生活を継続することが難しくなり、その後の人生を悲観し、抑うつ的になることがあります。また、家族も認知症状にこまり果て、患者さんを「こまった人」として距離を置くこともあり、患者さんはますます周囲から孤立することになります。そうすると、患者さんは不安や苦痛が強くなり、不眠や幻覚・妄想など、様々な精神症状を引き起こすことがあります。

　認知症の周辺症状と呼ばれる精神症状は、このような心理的背景が影響をしています。認知症状があっても、患者さんが尊厳を失うことなく、活き活きと生活ができるような環境を調整したり、対応をしたりすることが大切です。

● その人らしさを大切にする

　物忘れ等の認知症状によって、患者さんの「自分らしい」生活が損なわれてしまうことがあります。症状ばかりに注目せず、病とともに残りの人生をその人らしく過ごせる

ようにするにはどのようなケアが必要かを考える必要があります。そのためには、まず患者さんの成育歴、職歴、家族関係などだけでなく、どのようなものを好み、どのようなことに楽しさ、うれしさを感じるのかを知ることが大切です。物忘れがある方でも、昔の記憶はしっかりと覚えている人が多いです。昔話を聞かせてもらうことは、患者さんへの理解が深まり、また信頼関係も構築されるという意味で、非常に大切です。患者さんは、自分に興味をもってくれる人、話を聞いてくれる人が、そばにいることだけでも、自分らしさを取り戻していくきっかけになります。

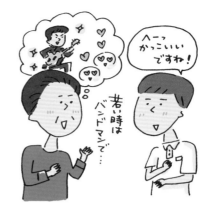

患者さんの昔話を聞いてみよう

● 話の内容ではなく、話をしたい気持ちを受けとめる

物忘れのある患者さんは、他者との円滑なコミュニケーションが難しくなることがあります。例えば、物忘れによって、患者さんはつじつまの合わない話をすることがあり、聞いている人は、つい「そんなことはない」と否定してしまいがちです。また、何度も、同じ話や要望を繰り返すこともあります。聞き手は、つい「また？」、「さっきも言ったでしょ？」という気持ちになります。しかし、患者さんは真剣そのものです。頭ごなしに否定したり、話をさえぎったりすることで、患者さんは不信感を抱き、信頼関係も損なわれてしまいます。

つじつまの合わない話でも、患者さんが聞いてもらえたと思える体験をすることが大切です。話の内容にとらわれず、「聞いていますよ」という姿勢で患者さんのそばに寄りそうようにしましょう。また、同じ話を繰り返していても、物忘れのある患者さんにとっては初めて話すことだととらえて対応しましょう。

● 感情を受けとめ、つながることを大切に

物忘れのある患者さんとの会話では、会話に伴う感情を受けとめることが大切です。話の内容よりも、「つらかったんですね」、「悲しかったんですね」など、患者さんが伝えようとしている感情を、こちらが言葉にして伝えるようにするとよいでしょう。自分の気持ちを受けとめられる体験は、患者さんに安心感をもたらします。

また、自分の感情も患者さんには伝わります。聞き手がイライラしていたら患者さんもイライラしてしまいますし、聞き手が楽しそうにしていると、イライラしていた患者さんも次第に表情が和らぎます。患者さんの会話は時間がかかることもあるかもしれませんが、ゆったりとした気持ちで話を聞きましょう。

症状に合わせたかかわり方をする

　物忘れ（記憶障害）は認知症の初期からみられる中核症状です。症状が進行していくと、人や場所の認識ができなくなったり（見当識障害）、日常生活に必要な動作ができなくなったり（実行機能障害）します。また、周辺症状といわれる幻覚や妄想、徘徊（はいかい）、攻撃的行動などもみられることがあります。病状の進行具合や患者さんの特性によって症状の表れ方や進行の仕方が異なるので、一人ひとりの症状に合わせたかかわり方をすることが大切です。

● 特性に合わせたコミュニケーション方法を検討する

　言葉自体を理解できなくなったり、状況を判断しにくくなったりする患者さんもいます。例えば、長々とした話や早口の話、こみいった説明などが途中でわからなくなってしまったり、例え話が苦手になったりします。そのため、患者さんの症状に合わせたコミュニケーション方法の工夫が必要です。

　このような患者さんは、会話の中に複数のメッセージを盛り込むと話の内容を処理できなくなることがあります。そのため、ゆっくりと落ちついた声のトーンで話したり、わかりやすい簡単な言葉で話したりなどの工夫が必要です。なかなか伝わらない場合は、別の簡単な言葉で言い換えてみるのもよいでしょう。患者さんは一度だけでは理解しにくいこともあります。説明や行動の手順などは、繰り返し伝えると記憶がとどまりやすくなります。また、「まず○○しましょう」、「次は△△ですね」など、一つの動作が終了してから、次の動作の指示を出すのもよいでしょう。

● 言葉ではなく表情・動作で伝える

　物忘れのある患者さんは、聞いた内容は忘れてしまっても、その話をしたときの感情や動作が記憶に残っていることはあります。例えば、怒りながら話す人に対しては、「あの人は怖い人だ」、無表情な人には「あの人は冷たい」などと感じることがあります。

　看護者は、自分自身の表情や態度、声のトーンや口調などに気を配ることが大切です。またアイコンタクトをしながら話をすると、「きちんと話を聞いていますよ」というメッセージとして伝わります。さらに、タッチングをしながらの会話は相手に安心感をもたらすことがあります。しかし、力をこめたり、無理やり引っ張るなどの身体的接触は恐怖につながり、患者さんから拒絶される可能性もあります。やさしく、包みこむようなタッチングを心掛けましょう。

● 視覚的効果を活用する

　物忘れがある患者さんには、言葉で伝えるだけではなく、視覚的に伝えることが有効です。メモを書いて渡すだけでも記憶を呼び起こしやすくなります。しかし、患者さんによっては、そのメモ自体をどこに置いたのか忘れてしまうこともあるので、患者さん用のメモ帳を作って持ち歩いてもらうのもよいかもしれません。また、例えば部屋やトイレがわからなくなるなどの場所の物忘れがある患者さんには、絵や標識を使って位置をわかりやすくすることも有効です。小さな表示では見えにくいので、大きさや色合いなどで目立たせたり、立体的にしたり、患者さんが好きなものを目印にしたりするとよいでしょう。

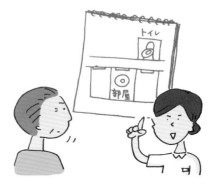

メモにして見せると
思い出しやすい

● 説得しようとせず、こまっていることに寄り添う

　例えば、大切なものが無くなったと思いこみ、「誰かが盗った」と攻撃的になってしまうことがあります。その場合「そんなことない」、「誰も盗ってない」と言葉で返答しても、訂正するのが難しいときがあります。「盗った」、「盗ってない」のような相容れない状況が長く続くことで、看護者も疲弊し、お互いの関係性が悪くなってしまいます。

　このような場合、会話のやりとりからいったん離れることが大切です。具体的には、「一緒に探してみませんか」など、しばらく行動をともにしてみたり、「ちょっと気分転換でお茶をのみませんか」など別なものに意識が向かうように誘導したりします。大切なことは、決して盗ったことを否定するのではなく、「こまりましたね」などのように患者さんの抱いている感情を共有しながら、パニックや怒りの状態から脱することができるよう、そばに居て寄り添うことです。実際に一緒に探して見つかれば安心し、もし見つからなかったとしても、興奮が落ち着くと「また後で探してみようかな」と気分を変えることもできるでしょう。

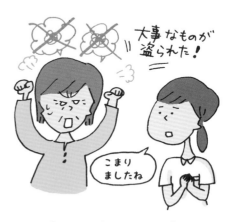

大事なものが
盗られた！

こまり
ましたね

説得せず、気持ちを共有する

（茅根寛子）

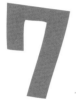

子どもと虐待
アタッチメントの視点から

症状がみられる主な疾患

解離性障害（p.75）

子どもと虐待のおさらい

虐待の現状

　全国の児童虐待相談対応件数は、2018年度で約16万件にのぼります[1]。しかし、それでも、「虐待」として表面化しているのは氷山の一角であり、不適切な養育である「マルトリートメント」を含めると、より多くの親子が苦難を抱えているのではないかと推察されます。

　子どもは一人では生きられません。子どもは養育者からの世話を受け、養育者との相互作用の中で成長していきます[2]。ここでは、虐待やマルトリートメントも含めて、養育者と子ども（多くは親子）の関係性に関するアセスメントに着目し、その活用やコミュニケーションについて述べます。

アタッチメントとは

　親子関係のアセスメントについて話す前に「アタッチメント」について確認しておきましょう。

　アタッチメントとは、人が不安なとき、苦痛を感じるときなどに特定の他者に「くっつく」本能的なシステムとされます[3]。怖いとき、痛い思いをしたとき、お腹がすいたときなど、ネガティブな情動を感じたときに、子どもが養育者に保護や慰めを求めることをアタッチメントといいます。親が子どもを慈しむ行動や愛情、親子の楽しいふれあいとは別の概念ですので、注意が必要です。

　このアタッチメントはある特定の方法で親子の分離や再会場面を観察することにより、安定型、回避型、アンビバレント型[4]、そしてその3つに当てはまらない無秩序・無方向型の4つの型に分類されます。

安定型とは、養育者との分離時に多少の泣くことや混乱を示すことはあっても、再会時には積極的に身体接触を求め、容易に落ち着くことのできるタイプです。安定型の子どもの養育者は、子どもの欲求や変化に敏感であり、無理な働きかけはせず、親子のやりとりは調和的であるといわれています。

　次に、回避型ですが、このタイプの子どもは、養育者の分離に際し、泣いたり、混乱を示したりすることがほとんどありません。再会時も子どもから養育者に近寄ることはなく、目をそらしたり、避けたりする様子も見られます。しかし、子どもは平気な様子を装っていても、内心では不安であるといわれています。筆者もストレンジシチュエーション法に立ち会ったことがありますが、このタイプの子どもが親との分離場面で、平然とした様子でおもちゃで遊び続けながらも、小さな声で「ママ、ママ」とつぶやいていたのが印象的でした。ストレンジシチュエーション法とは実験観察室やプレイルームなどの見知らぬ場所で、母子分離、再会など子ども（乳児；1歳未満）の反応を組織的に観察する方法のことです。具体的には、①見知らぬ場所での母親と一緒に過ごす子どもの行動の観察、②同じ場所で親に代わって見知らぬ人が入ってきたときの行動の観察、③見知らぬ人がそこから退室し、母親が戻ってきたときの子どもの行動の観察を行い、乳児と母親のアタッチメントの発達やその類型を特定します。Ainsworth, M.D.S.（エインスワース）らによって考案されました。回避型の子どもの養育者は、子どもからの働きかけに拒否的にふるまうことが多く、子どもに微笑みかけることや、身体接触することが少ないといわれています。子どもが泣くとそれを嫌がって、かえって遠ざけてしまうこともあるため、子どもは泣くことを我慢するようになると考えられています。

　アンビバレント型の子どもたちは、分離時に非常に強い不安や混乱を示し、再会時に養育者に身体接触を求めていくものの、容易に落ち着かず、怒りながら養育者をたたいたりする行動が見られます。アンビバレント型の子どもの養育者は、子どもの気持ちに敏感でなく、子どもの感情を調整するのが苦手とされます。子どもの欲求に応じて対応するよりも、養育者の気分や都合によって子どもとかかわったり、かかわらなかったりするため、子どもは養育者に精一杯アピールするのだと考えられています。

　そして、無秩序・無方向型ですが、このタイプは近接と回避という本来ならば両立しない行動が同時的にあるいは継時的にみられます。つまり、顔を背けながら養育者に近づく、養育者に近づいたかと思うと、その場で倒れこむなどです。また、養育者の前で固まってしまったり、表情がうつろになってしまう子どももいます。このタイプは虐待を受けている、あるいは抑うつなどの感情障害をもっている養育者に養育されている場合が多いとされています。本来は、怖いとき、不安なときに、保護や慰めを求める対象が、同時に恐怖、あるいは不安を喚起する対象でもあるため、このような不可解な行動や表情がみられると考えられています。

対象者へのコミュニケーションと看護ケア

> ◇ **ポイント**
>
> - 養育者に対しては指導的にならないよう、気持ちに寄り添って対話することで自ら気づくよう促す
> - 子どもには次の4点に留意してかかわる。①怖がらせない，②敵意を示さない，③一人で落ち着こうとすることを妨げない，④探索行動を妨げない

○ 養育者の気持ちに寄り添い、子どもへの影響をともに考える

　看護過程では、ケア提供の前にまず「アセスメント」が重要になります。アセスメントの対象は、患者さん個人だけでなく、「親子関係」も対象となります。これまで述べたアタッチメントは、同じ子どもであっても、向ける対象によって異なります。つまり、父親とは楽しくやりとりできる子どもでも、母親の前では急におとなしくなり、こまったことがあっても母親に助けを求めない場合があります。それは、子ども一人を観察しているだけではわからないことです。ぜひ、子どもにかかわる場面で看護の仕事をして

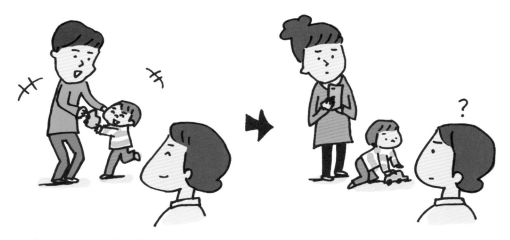

相手によって反応が異なることがあるので、親と子が一緒にいる場面を観察する

いる方は、親子が一緒にいる場面、とくに親と子が離ればなれになるときや、再び一緒になるときに注意して観察してみてください。観察した関係性から養育者のかかわり方を推測し、養育者との面接で手がかりにすることができるでしょう。

● 養育者が自分の感情や考えに意識を向け、それが子どもとの交流にどのような影響をもつかを理解できるよう支援する

例えば、子どもが養育者にまったく甘えないことが観察された場合、それを養育者にフィードバックすると「私、甘えられるのが嫌なんです」などと養育者からの開示があるかもしれません。そこから、養育者と対話を始めることが可能でしょう。そこで「子どもはまだまだ甘えることが必要な年齢です」などと指導的な立場に立つと、養育者は心を閉ざしてしまうかもしれません。

そんなときは、子どもの甘えを受けとめられない養育者の気持ちに寄り添うことが大切ではないでしょうか。自他の行動をその背後にある精神状態と関連させて理解する心的行為を「メンタライゼーション」[5]といいますが、それを子育て支援に活かす取り組みがなされてきています。養育者が支援者に受けとめられ、対話を繰り返すことで、自身の感情や、子どもへの影響に気づき、子どもへのかかわり方に変化がみられることが期待されます。

子どものアタッチメントの安定化を図る

明らかに不適切な養育がなされている場合、親の変化を待っていられないこともあります。ときには、いったん子どもを保護的環境下におき、養育者に代わって、子どもに適切な養育を提供することが必要な場合もあるでしょう。

● 子どもと適切にかかわり、あたたかい支持的な関係性を構築する

虐待を受けた子どもは、ときに大人に対して挑発的な態度をとったり、わざと怒られるようなことをしたりする、いわゆる「試し行動」がみられることがあります。そんなとき、どう対応すればいいのでしょうか。

「虐待の世代間連鎖」という言葉を耳にする方も多いでしょう。虐待を受けた子どもが大きくなって親となったときに、虐待を繰り返すとされる問題で、子どものときの被養育体験をもとに作り上げた人との関係性が、自身が親となったときに、子どもとの関係で適用されるというものです。確かに養育者のアタッチメントの質とその子どものアタッチメントの質の一致が多くの研究で確認されていますが、親以外の対象とのかかわ

り方によっては安定型のアタッチメントに変容することもあります。子どものアタッチメントの安定化のために、重要なかかわり方として、以下が挙げられます。

①子どもを怖がらせないこと
②子どもに敵意を示さないこと
③子どもが一人で落ち着こうとすることを妨げないこと
④子どもの探索行動を妨げないこと

子どものアタッチメントの安定化のためのかかわり（文献6より）

　これらは、養育者のみならず、子どもの保育やケアに携わる支援者にとっても大事なことであるので、心に留めておきましょう。

（松尾真規子）

📖 **参考文献**

1）厚生労働省．平成30年度児童相談所での児童虐待相談対応件数. 2019a　https://www.mhlw.go.jp/content/11901000/000533886.pdf（2021年4月10日現在）

2）D. W. ウィニコット，牛島定信訳．情緒発達の精神分析理論．岩崎学術出版．1977

3）J.ボウルビィ，黒田実郎ほか訳．母子関係の理論　Ⅰ愛着行動．岩崎学術出版．1991

4）Ainsworth, M.D.S., et. al. Patterns of attachment：A psychological study of the strange situation. Hillsdale, NJ：Erlbaum. 1978

5）Fonagy, P., et. al. Affect regulation, mentalization, and the development of self. Other Press. 2002

6）Cassidy, J., et. al. Examination of the precursors of infant attachment security：implications for early intervention and intervention research. In L. Berlin, Y. Ziv, L. Amaya-Jackson & M. Greenberg（eds）Enhancing Early Attachment Theory, Research, Intervention, and Policy. The Guilford Press. 2005

7）Cooper, A., et. al. Reflective parenting: A guide to understanding what's going on in your child's mind. Routledge. 2016

8）遠藤利彦，田中亜希子，数井みゆき，遠藤利彦編．アタッチメントの個人差とその測定．アタッチメント：生涯にわたる絆．ミネルヴァ書房．2005

9）上地雄一郎．メンタライジング・アプローチ入門―愛着理論を生かす心理療法―．北大路書房．2015

10）数井みゆきほか．アタッチメントと臨床領域．ミネルヴァ書房．2007

11）北川恵ほか．アタッチメントに基づく評価と支援．誠信書房．2017

12）Main, M., et. al. Procedures for identifying infants as disouganized/disoriented during the Ainsworth strange situation. In M.T. Greenberg, D. Cicchetti & E.M. Cummings(eds.), Attachment in the preschool years. University of Chicago Press. 1990

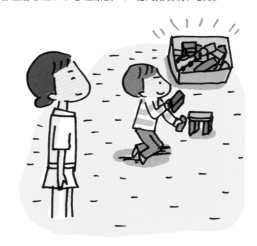

索 引

編著者略歴

畠山卓也（はたけやま たくや）

駒沢女子大学看護学部看護学科専任講師（精神看護学）。1998年市立
札幌病院静療院入職。2002年より井之頭病院にて勤務。2011年高知
県立大学看護学部助教。2014年井之頭病院で勤務する傍ら、東京女子
医科大学大学院非常勤講師を兼務。2018年より現職。看護師、精神看
護専門看護師。東京女子医科大学大学院看護学研究科博士後期課程修
了。博士（看護学）。主な著書は、『精神科ナースのアセスメント＆プラン
ニングbooks うつ病・双極性障害の看護ケア』（共著：中央法規出版）、『明
解看護学双書3 精神看護学第3版』（共著：金芳堂）、『家族看護学 家
族のエンパワーメントを支えるケア』（共著：メディカ出版）ほか。

スタッフ

本文・カバーイラスト／えのきのこ
本文デザインDTP／株式会社ビーコムプラス
編集協力／株式会社ビーコムプラス
編集担当／原 智宏（ナツメ出版企画株式会社）

本書に関するお問い合わせは、書名・発行日・該当ページを明記の上、
下記のいずれかの方法にてお送りください。電話でのお問い合わせはお
受けしておりません。
・ナツメ社webサイトの問い合わせフォーム
 https://www.natsume.co.jp/contact
・FAX（03-3291-1305）
・郵送（下記、ナツメ出版企画株式会社宛て）
なお、回答までに日にちをいただく場合があります。正誤のお問い合わ
せ以外の書籍内容に関する解説・個別の相談は行っておりません。あら
かじめご了承ください。

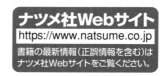

ナツメ社Webサイト
https://www.natsume.co.jp
書籍の最新情報（正誤情報を含む）は
ナツメ社Webサイトをご覧ください。

かんごし
看護師のための
せいしんか
精神科でのコミュニケーションとケア

2021年8月1日 初版発行

編著者	はたけやまたくや 畠山卓也	©Hatakeyama Takuya, 2021
発行者	田村正隆	

発行所 **株式会社ナツメ社**
 東京都千代田区神田神保町1-52 ナツメ社ビル1F（〒101-0051）
 電話 03-3291-1257（代表） FAX 03-3291-5761
 振替 00130-1-58661
制 作 **ナツメ出版企画株式会社**
 東京都千代田区神田神保町1-52 ナツメ社ビル3F（〒101-0051）
 電話 03-3295-3921（代表）
印刷所 **図書印刷株式会社**

ISBN978-4-8163-7066-3 Printed in Japan
＜定価はカバーに表示してあります＞
＜落丁・乱丁本はお取り替えします＞